Hefte zur Unfallheilkunde
Beihefte zur Zeitschrift „Der Unfallchirurg"

Herausgegeben von:
J. Rehn, L. Schweiberer und H. Tscherne

224

Egmont Scola

Stumpfe Arterienverletzungen

Biomechanik und Pathophysiologie

Mit einem Geleitwort von H. Tscherne

Mit 67 Abbildungen und 17 Tabellen

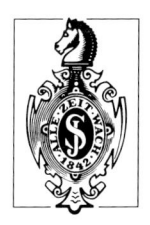

Springer-Verlag
Berlin Heidelberg New York
London Paris Tokyo
Hong Kong Barcelona
Budapest

Reihenherausgeber

Professor Dr. Jörg Rehn
Mauracher Straße 15, W-7809 Denzlingen
Bundesrepublik Deutschland

Professor Dr. Leonhard Schweiberer
Direktor der Chirurgischen Universitätsklinik München-Innenstadt
Nußbaumstraße 20, W-8000 München 2
Bundesrepublik Deutschland

Professor Dr. Harald Tscherne
Medizinische Hochschule, Unfallchirurgische Klinik
Konstanty-Gutschow-Straße 8, W-3000 Hannover 61
Bundesrepublik Deutschland

Autor

Priv.-Doz. Dr. med. Egmont Scola
Medizinische Hochschule, Unfallchirurgische Klinik
Konstanty-Gutschow-Straße 8, W-3000 Hannover 61
Bundesrepublik Deutschland

ISBN 3-540-55367-3 Springer-Verlag Berlin Heidelberg New York

Die Deutsche Bibliothek – CIP-Einheitsaufnahme
Scola Egmont: Stumpfe Arterienverletzungen : Biomechanik und Pathophysiologie / Egmont Scola. Mit einem Geleitw. von H. Tscherne. - Berlin ; Heidelberg ; New York ; London ; Paris ; Tokyo ; Hong Kong ; Barcelona; Budapest : Springer, 1992
 (Hefte zur Unfallheilkunde ; 224)
 ISBN 3-540-55367-3
NE: GT

Dieses Werk ist urheberrechtlich geschützt. Die dadurch begründeten Rechte, insbesondere die der Übersetzung, des Nachdrucks, des Vortrags, der Entnahme von Abbildungen und Tabellen, der Funksendung, der Mikroverfilmung oder der Vervielfältigung auf anderen Wegen und der Speicherung in Datenverarbeitungsanlagen, bleiben, auch bei nur auszugsweiser Verwertung, vorbehalten. Eine Vervielfältigung dieses Werkes oder von Teilen dieses Werkes ist auch im Einzelfall nur in den Grenzen der gesetzlichen Bestimmungen des Urheberrechtsgesetzes der Bundesrepublik Deutschland vom 9. September 1965 in der jeweils geltenden Fassung zulässig. Sie ist grundsätzlich vergütungspflichtig. Zuwiderhandlungen unterliegen den Strafbestimmungen des Urheberrechtsgesetzes.

© Springer-Verlag Berlin Heidelberg 1992
Printed in Germany

Die Wiedergabe von Gebrauchsnamen, Handelsnamen, Warenbezeichnungen usw. in diesem Werk berechtigt auch ohne besondere Kennzeichnung nicht zu der Annahme, daß solche Namen im Sinne der Warenzeichen- und Markenschutz-Gesetzgebung als frei zu betrachten wären und daher von jedermann benutzt werden dürften.

Produkthaftung: Für Angaben über Dosierungsanweisungen und Applikationsformen kann vom Verlag keine Gewähr übernommen werden. Derartige Angaben müssen vom jeweiligen Anwender im Einzelfall anhand anderer Literaturstellen auf ihre Richtigkeit überprüft werden.

Satz: Springer-T$_E$X-Haussystem
24/3130-5 4 3 2 1 0 – Gedruckt auf säurefreiem Papier

Geleitwort

Biologische Vorgänge zu beeinflussen und für therapeutische Zwecke zu nutzen, war seit jeher das Ziel ärztlichen Handelns. Voraussetzung dafür ist ein möglichst genauer Einblick in biologische Prozesse. In dieser Hinsicht haben die verschiedenen Fachbereiche der Naturwissenschaften in den letzten Jahrzehnten große Fortschritte gemacht. Es lohnt daher immer wieder, traditionsreiche Vorstellungen in der Medizin neu zu überdenken und mit dem aktuellen Wissensstand in Einklang zu bringen.

Arterienverletzungen sind besonders schwerwiegende Komplikationen bei Frakturen und Luxationen. Es ist bekannt, daß arterielle Massenblutungen fehlen können, so daß das Ausmaß dieser Komplikation verschleiert wird. Die daraus resultierenden Folgen sind sowohl für die Patienten als auch für die behandelnden Chirurgen verheerend, was sich in einer erschreckend zunehmenden Zahl von Haftpflichtprozessen nach Arterienläsionen erkennen läßt. Um derartige Komplikationen rechtzeitig zu erkennen, sollte der behandelnde Chirurg das biomechanische Verhalten von Arterien bei stumpfen Gewalteinwirkungen und den biologischen Vorgang der arteriellen Thrombogenese kennen.

Die bisherige Lehrmeinung der „Intimaeinrollung" als Erklärung für den spontanen Blutungsstillstand bei Arterienverletzungen galt es mit den verfügbaren wissenschaftlichen Erkenntnissen zu überprüfen und den Pathomechanismus neu zu definieren. Durch detailliertes Aufarbeiten der fachübergreifenden Literatur und eigene Versuche an isolierten Arteriensegmenten ist es Herrn Scola gelungen, historische Vorstellungen über die Ursachen des akuten traumatischen Arterienverschlusses zu revidieren. Die Bestätigung der neuen Darstellung konnte er mit einem Tiermodell erreichen. Zudem hat er eine ganze Reihe von Gesetzmäßigkeiten bei Arterienrupturen ausgearbeitet, die in dieser Form in der Weltliteratur nicht zu finden sind. Diese neuen Erkenntnisse lassen nicht nur den spontanen Blutungsstillstand nach Arterienverletzungen erklären, sondern auch Komplikationen, wie z.B. Thrombosen nach Gefäßanastomosen, eher verstehen. Es wird damit möglich, entsprechende Maßnahmen zu treffen, um diese Komplikationen zu vermeiden.

Der Wert der vorliegenden Habilitationsarbeit liegt in ihrer Darstellung, bei der trotz der ausführlich dargelegten theoretischen Grundlagen nie der Bezug zur Thematik verloren geht. Damit bildet die praktische traumatologische Erfahrung zusammen mit den theoretischen Erkenntnissen aus neuerer Zeit eine gelungene Synthese, an deren Ende ein überraschendes Ergebnis steht.

Hannover, im Frühjahr 1992 H. Tscherne

Danksagung

Mein besonderer Dank gilt Herrn Professor Dr. H. Tscherne, meinem verehrten Lehrer und Chef, für die großzügige und wohlwollende Unterstützung dieser Arbeit; Herrn Professor Dr. T. Jung, Leiter des Zentrums für Zahn-, Mund- und Kieferheilkunde der Medizinischen Hochschule Hannover für die Bereitstellung des Werkstoffprüflabors und die Erlaubnis, die Zwick-Prüfmaschine zu verwenden; Herrn Dr. L. Borchers für die Hilfestellung und Beratung bei der Durchführung der Versuche an der Zwick-Prüfmaschine; Herrn Dr. H. Alheid, Leiter der Bundesanstalt für Geowissenschaften (3000 Hannover 51, Stilleweg) für die Bereitstellung des Prüflabors und die Erlaubnis, die Schenck-Prüfmaschine zu verwenden; Herrn K. H. Richardt für die Erstellung der Zeichnungen; der Forschungswerkstatt für die Herstellung der „Oliven" und der Schlitzlochplatten; Frau B. Gathmann für die Erstellung der histologischen Präparate; Frau G. Punshon, Herrn H. Wesche und Herrn W. Sadina für die Fotoarbeiten; Herrn Dr. M. Holch und Herrn Dr. W. Kasperczyk für ihre Mithilfe bei der Durchführung der Tierversuche; der Fa. Storz für die Bereitstellung des Gefäßendoskops; Frau G. Fellmann für das sorgfältige Schreiben des Manuskirpts; Herrn Prof. Dr. H. Zwipp für die Korrektur und die kritischen Anregungen beim Erstellen des Manuskripts.

Inhaltsverzeichnis

1	Historischer Überblick und Einführung	1
2	Anatomischer Aufbau der Extremitätenarterien	8
	2.1 Intima	8
	2.2 Media	9
	2.3 Adventitia	10
3	Biomechanisches Verhalten der Arterienwand und ihrer Bestandteile bei Längsdehnung	12
	3.1 Zusammensetzung der Arterienwand	12
	3.2 Hysterese, Viskoelastizität, Relaxation und Nachdehnung	12
	3.3 Elastizitätsmodul	16
	3.4 Innervation	17
	3.5 Form und Deutung der Kraft-Dehnungs-Kurve	18
	3.6 Zusammenfassung	19
4	Aufbau, Festigkeit und Rupturverhalten des Kollagens in der Gefäßwand bei Längenänderung	21
	4.1 Kollagenaufbau	21
	4.2 Festigkeit des Kollagens	26
	4.3 Rupturverhalten der Arterienkollagene I und III	28
	4.4 Zusammenfassung	30
5	Experimentelle Läsionen an isolierten Arteriensegmenten	32
	5.1 Einleitung und Zielsetzung	32
	5.2 Vorversuche	32
	5.3 Material	34
	5.4 Versuchsaufbauten	35
	5.5 Methodik	41
	5.5.1 Dehnungsversuche	41
	5.5.2 Pendelschlagversuche	43
	5.5.3 Biomechanische Messungen	43
	5.5.4 Auswertung der Kraft-Dehnungs-Kurven	43
	5.5.5 Histologie	45
	5.6 Versuchsergebnisse	45
	5.6.1 Dehnungsversuche	45

	5.6.2 Pendelschlagversuche	50
	5.6.3 Quantitative Versuchsergebnisse	51
	5.6.4 Verhalten der Kraft-Dehnungs-Kurve	55
	5.6.5 Histologie	61
	5.7 Diskussion der Versuchsergebnisse	66
	5.8 Zusammenfassung	71
6	**Rheologie des Blutes**	72
7	**Thrombogenese in Arterien**	75
	7.1 Zelluläre Thrombogenese	75
	7.1.1 Thrombozyten	75
	7.1.2 Kollagen	76
	7.1.3 Thrombozytenaktivierung (Thrombozytenadhäsion)	77
	7.1.4 Thrombozytenaggregation	77
	7.1.5 Regulierung des Thrombuswachstums	77
	7.2 Thrombozyten-Kollagen-Interaktion bei Überdehnungsverletzungen von Arterien	78
	7.3 Zusammenfassung	78
8	**Experimentelle Überdehnung der A. femoralis beim Schaf in situ**	79
	8.1 Material und Methodik	79
	8.1.1 Narkosedurchführung	79
	8.1.2 Präparationsmethode	80
	8.2 Versuchsablauf	80
	8.2.1 Materialentnahme und Histologie	82
	8.3 Ergebnisse	82
	8.4 Zusammenfassung	83
9	**Diskussion**	85
10	**Zusammenfassung**	91
	Literatur	94
	Sachverzeichnis	99

1 Historischer Überblick und Einführung

Der Leibarzt von Marc Aurel Galen (129–199 n. Chr.) beherrschte mit seinem Werk *Opera omnia* über Jahrhunderte das ärztliche Denken und Handeln. Mit seiner Theorie der Körpersäfte (Humoraltheorie) wurde auch der spontane Blutungsstillstand bei arteriellen Verletzungen durch einen intravasalen Thrombus erklärt.

Auch J. L. Petit – ein Anhänger des Galenismus – postulierte 1731 die Bildung eines intravasalen Blutgerinnsels als Verschlußgenese einer blutenden Arterie (zitiert nach Jones 1813). Kirkland schrieb 1763, daß eine aktive Zusammenziehung der Gefäßwand die Ursache für einen spontanen Gefäßverschluß wäre. Dem widersprach Bell (1798), indem er die Auffüllung des die Arterie umgebenden Zellgewebes mit Blut als Verschlußursache annahm, weil dadurch die Arterie komprimiert werden würde.

1813 erschien eine Abhandlung von Jones, der Versuche an Extremitätenarterien von Tieren vornahm. Er kam zu dem Schluß, daß der arterielle, thrombotische Verschluß weder allein durch die Bildung eines Blutgerinnsels im Gefäßlumen noch durch eine aktive Zusammenziehung der Gefäßwand zu erklären sei. Vielmehr wäre eine Kombination beider Theorien für den natürlichen Blutungsstillstand verantwortlich. Sowohl ein Zusammen- und Zurückziehen der Arterie als auch eine Thrombusformation an der Mündung der Arterie wären für den spontanen Blutungsstillstand von Bedeutung. Eine Thrombusanheftung an der Innenschicht hielt er damals schon für unwahrscheinlich, „weil der Thrombus nicht an der Innenhaut der Arterie adhäriert". Die Bildung eines „äußeren Koagulums" in der Gefäßscheide bewirke eine spontane Blutstille. Nur selten könne eine starke Zurück- und Zusammenziehung einer zerrissenen Arterie allein eine tödliche Blutung verhindern. Allerdings würde eine „träge Zirkulation" (Schock) eine natürliche Blutstillung begünstigen.

Der Überlegung eines verschließenden Blutgerinnsels bzw. einer Zusammenziehung der Gefäßwand stand die Erfahrung gegenüber, daß arterielle Blutungen durch Kompression zum Stillstand gebracht werden mußten (Hippokrates 266–377 v. Chr.). Dies entsprach auch den Kriegserfahrungen von zwei Generalchirurgen Friedrichs II., Bilguer und Theden, die im Siebenjährigen Krieg von 1756–1763 keine einzige Unterbindung einer blutenden Arterie vorgenommen haben, sondern lediglich durch Kompression die arteriellen Blutungen zum Stillstand brachten. Allerdings betonen sie, daß man hier und da „einige Stunden mit dem Finger recht gut zudrücken mußte, um die Blutung völlig zu stillen" (Bilguer 1763).

Im 19. Jahrhundert stand im Vordergrund des wissenschaftlichen Interesses die Biochemie der Blutgerinnung (Aera Virchow 1821–1902), allerdings war auch den zeitgenössischen Chirurgen der spontane Blutungsstillstand nach Arterienruptur bzw. Extremitätenabriß ein bekanntes Phänomen (Billroth 1869; Kocher 1869; Pirogoff

1864). Anfang des 20. Jahrhunderts schreibt Lexer im *Lehrbuch der allgemeinen Chirurgie* (1906) über Arterienverletzungen und den spontanen Blutungsstillstand. Er weist darauf hin, daß ein gerissenes Gefäß nicht durchweg in gleicher Höhe getrennt wird, sondern daß die Rißstellen der einzelnen Schichten in der Längsrichtung versetzt sind, „worauf sich die Adventitia wie ein an einer Stelle bis zum Schmelzen erhitztes Glasröhrchen vor dem Zerreißen in einen dünnen Faden auszieht".

Auch Lexer sieht eine begünstigende Wirkung für die natürliche Blutstillung durch Blutdruckabfall und Ohnmacht.

Kurz danach beschäftigte sich Marchand (1912) ebenfalls mit dem Problem des spontanen Blutungsstillstands. Er weist darauf hin, daß nach Verletzungen großer Arterien deren „spontaner Verschluß möglich, ja sogar die Regel sei, wenn die Durchtrennung nicht durch einen glatten Schnitt, sondern durch Quetschung oder Zerreißung erfolgt war". Nach Zerreißung durch indirekte oder stumpfe Gewalten sei die arterielle Blutung minimal, „da sich das Gefäß sehr bald durch Kontraktion, Einrollung der zerrissenen Wand und Thrombusbildung verschließt".

Die Erklärung für eine fehlende Blutung bei Verletzungen großer Arterien hatte nun verschiedene Theorien: Intraluminaler Thrombus, äußerer Thrombus mit Kompression des Gefäßes von außen, Gefäßretraktion und Gefäßkontraktion, spontaner Blutungsstillstand bei Quetschung oder Zerreißung durch indirekte oder stumpfe Gewalt und auch Kombinationen aus den genannten Überlegungen. Demgegenüber stand die Erfahrung mit arteriellen Blutungen bei Kriegswunden, die bisweilen ein stundenlanges Komprimieren erforderlich machten.

Die vorhandene Kontroverse zeigte sich in einem Kongreßbeitrag von Stich (1930) über das Thema „Blutung, Blutstillung und Blutungsverhütung", der die gesamte Problematik z.T. sehr emotional diskutierte. In dem Kongreßbericht (Archiv für klinische Chirurgie Nr. 162, 1930) finden sich auch Diskussionsbemerkungen von Magnus, Stegemann und Schlössmann. Ein Konsens konnte dabei nicht gefunden werden.

Jürgens (1944) führte den spontanen Blutungsstillstand erstmals auf 3 Faktoren zurück: einen Gefäßfaktor, einen Thrombozytenfaktor und schließlich einen Gerinnungsfaktor. Die Beteiligung der einzelnen Faktoren sei in Abhängigkeit der Gefäßgröße unterschiedlich. Vasokonstriktion und Vasoretraktion mit Einrollung der Gefäßintima könnten sofort nach einer Verletzung den blutenden Arterienstumpf verschließen.

Staubesand (1955) gelangte schließlich nach detaillierten Untersuchungen an Rattenschwanzarterien zu dem Schluß: „Jede Arterie vom muskulösen Typ besitzt die latente Bereitschaft, sich an einer Verletzungsstelle, die zur vollständigen Kontinuitätstrennung geführt hat, einzustülpen und sich damit selbsttätig zu verschließen". Diese Meinung besitzt heute noch Gültigkeit und wird in verschiedenen chirurgischen Lehrbüchern vertreten (z.B. Buri 1973; Saegesser 1976; Schneider-May 1983; Sperling 1965; Vogt 1975; Vollmar 1982).

Da die Stammarterien von Extremitäten ebenfalls dem muskulären Typ angehören, sollte die These der „Invagination" an 2 traumatischen Amputationen überprüft werden.

Fall 1: Ein 53jähriger Kiesgrubenarbeiter rutscht beim Säubern eines laufenden Förderbandes mit dem Schraubenzieher aus und gerät mit dem rechten Arm zwischen

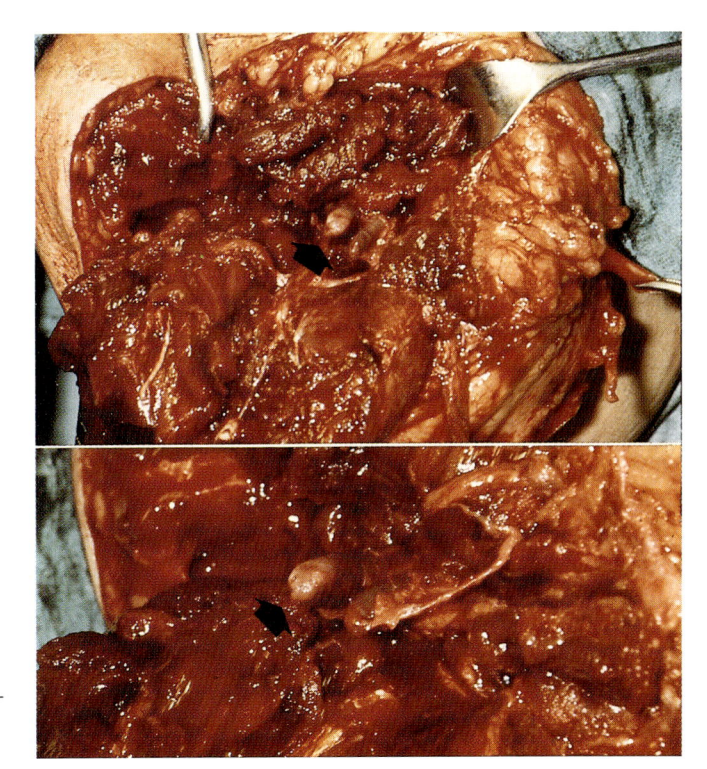

Abb. 1. Spontan verschlossene A. brachialis bei traumatischer Oberarmamputation

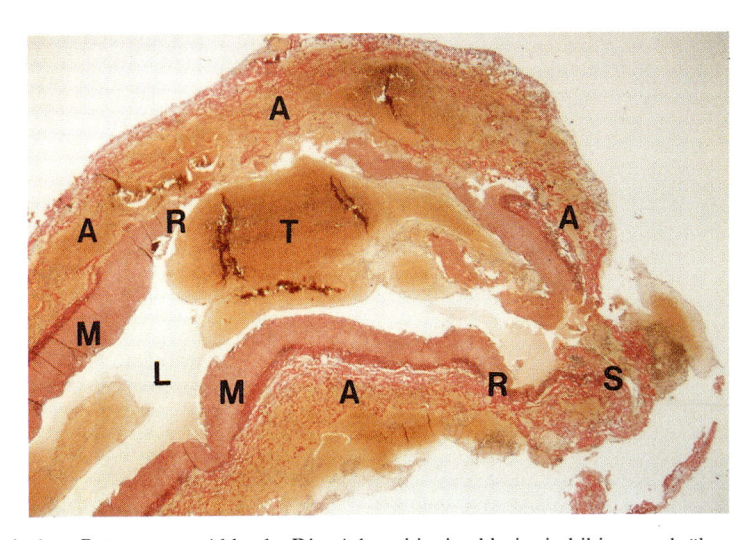

Abb. 2. Histologisches Präparat zu Abb. 1. Die Adventitia ist blutig imbibiert und über das offene Arterienlumen zipfelig ausgezogen. Thrombus im Lumen, keine „Intima-Media-Einrollung". HE-Färbung, Vergr. 12:1. *A* Adventitia mit Thrombusmassen, *L* Lumen der A. brachialis, *M* Media, *R* Rupturstelle der Intima/Media, *S* Gefäßstumpf („Wurstzipfel"), *T* intraluminaler Thrombus

das laufende Band und eine Walze, was zur kompletten Oberarmamputation führte. Erstversorgung durch Laienhelfer, die der Unfallverletzte selbst telefonisch herbeirief. Die Behandlung bestand in Anlegen eines Druckverbandes, nach Eintreffen des Notarztes Volumengabe. Zum Zeitpunkt der stationären Aufnahme (1 1/4 h nach dem Unfall) betrug der Hb-Gehalt 10,9 g/dl. Röntgenologischer Nachweis von mehrfachen Frakturen im Amputat, so daß eine Replantation ausgeschlossen war. Es erfolgte eine Nachamputation des Stumpfes. Intraoperativ zeigte sich eine verschlossene Stammarterie, die in den Weichteilen pulsierte. Die Adventitia war im Rupturbereich nicht verändert; sie zog sich glatt über das offene Lumen. Im Zentrum war sie knotenartig wie ein „Wurstzipfel" (Tannenberg 1927) verschlossen (Abb. 1). Zirka 3 cm oberhalb der Ruptur wurde die Arterie so abgesetzt, daß die Blutsäule im Präparat erhalten blieb. Die histologischen Untersuchungen zeigten, daß sich die äußerste Adventitiaschicht über den Arterienstumpf stülpt, daß aber kein Hinweis für eine „Einstülpung" oder „Einrollung" der Intima bzw. Intima und Media besteht (Abb. 2).

Fall 2: Ein 48jähriger Radladerfahrer wird beim Wechseln einer LKW-Karkasse von einem Sprengring getroffen, der sich beim Auffüllen des Reifens mit Überdruck löste. Dabei glatte Oberschenkelamputation rechts. Hb-Wert bei Klinikaufnahme (ca. 1 3/4 h nach dem Unfall) 9,5 g/dl, Gerinnung ohne Befund, Kreislauf stabil. Auch in diesem Fall blieb aufgrund der ausgedehnten Schäden am Amputat nur die Nachamputation übrig. Intraoperativ pulsierte der proximale Stumpf der A. femoralis verschlossen in der Muskulatur (Abb. 3). Der Arterienstumpf wurde so abgesetzt, daß die Blutsäule im Gefäßlumen erhalten blieb. Histologisch war ein ausgedehnter Thrombus zu erkennen,

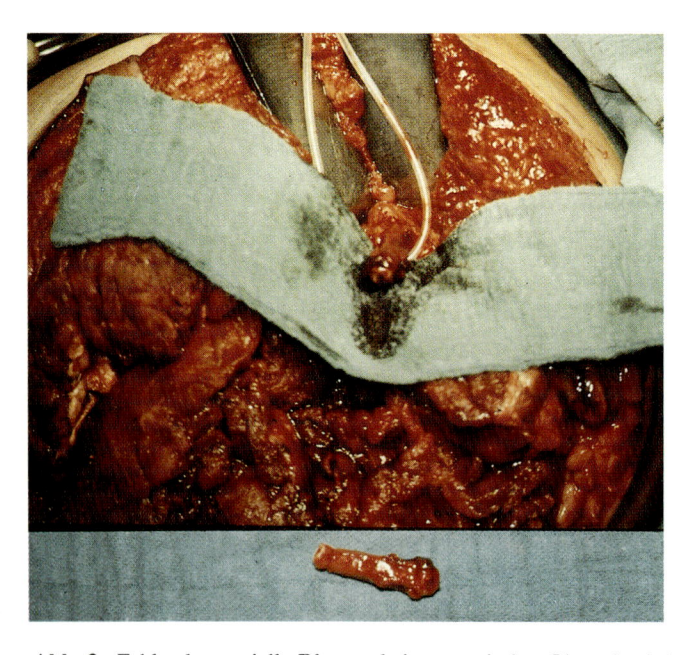

Abb. 3. Fehlende arterielle Blutung bei traumatischer Oberschenkelamputation

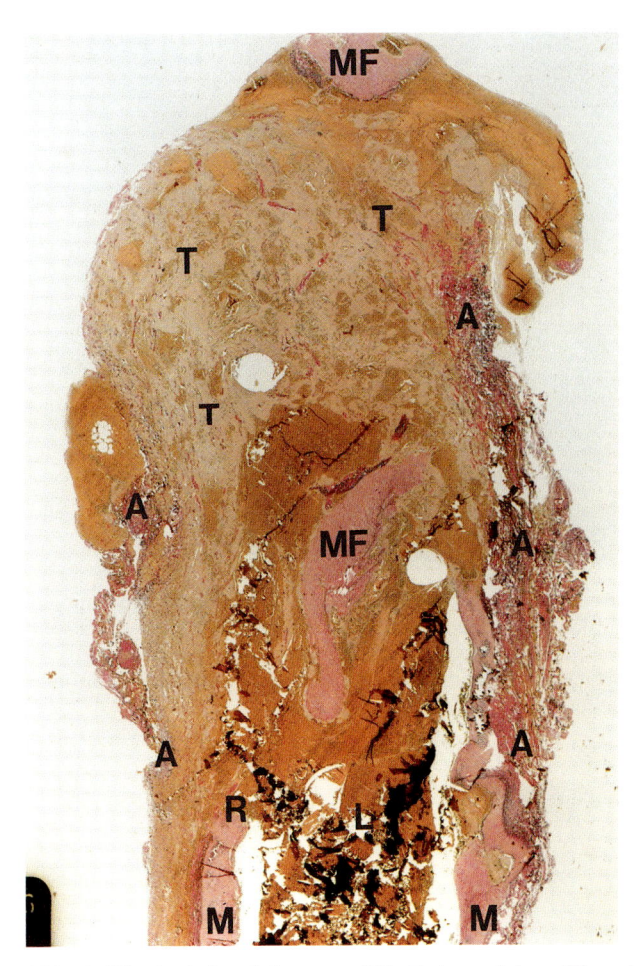

Abb. 4. Histologisches Präparat zu Abb. 3. Ausgedehnter Thrombus vor dem Gefäßlumen, isoliertes Mediafragment im Thrombus, keine „Intima-Media-Einrollung" erkennbar. HE-Färbung, Verg. 7:1. *A* Adventitia, *L* Lumen der proximalen A. femoralis, *M* Media, *MF* Mediafragmente, *R* Rupturstelle von Intima und Media, *T* Thrombus mit „weißen" Anteilen (Thrombozyten) und „roten" Anteilen (eingeschlossene Erythrozyten). Adventitiafasern (*rot*) durchziehen den Thrombus.

wobei die Adventitia den Thrombus umgab. Intima und Media zeigten auch hier keine „Einrollung" (Abb. 4).

Obwohl klinisch in den beiden vorgenannten Fällen die Arterien verschlossen waren, fanden sich histologisch keine Anzeichen einer „Invagination", so daß sich die Überlegungen von Staubesand eines „vitalen Geschehens von großer biologischer Bedeutung" anscheinend nicht auf die großen Stammarterien von Extremitäten übertragen lassen. Es waren aber klinische Fälle zu beobachten, die die in der Literatur genannten Veränderungen an traumatisch geschädigten Arterien belegen (Abb. 5–7).

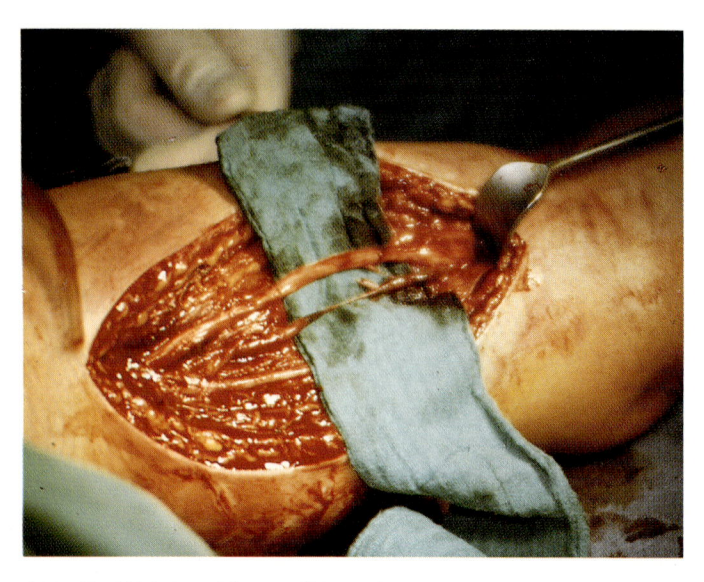

Abb. 5. 23jähriger Motorradfahrer, der u.a. eine geschlossene Oberarmfraktur links mit Zerreißung der A. brachialis und Läsion des N. medianus erlitt. Die Form der Arterienläsion entspricht der von Lexer (1906) beschriebenen Beobachtung: „... worauf sich die Adventitia wie ein an einer Stelle bis zum Schmelzen erhitztes Glasröhrchen vor dem Zerreißen in einen dünnen Faden auszieht".

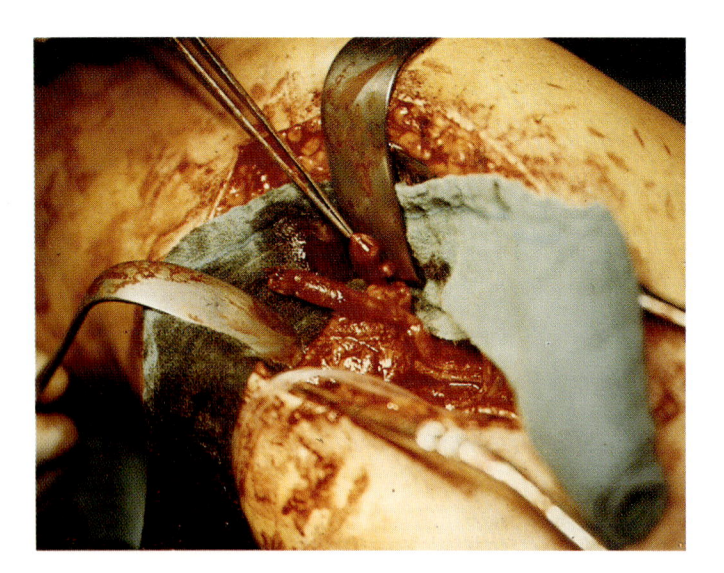

Abb. 6. 22jähriger Motorradfahrer, der gegen den Bordstein fuhr und stürzte. Dabei zog sich der Patient eine komplette, geschlossene Kniegelenkluxation rechts als Einzelverletzung zu, ohne Anzeichen einer massiven Blutung zu bieten. Angiographisch und phlebographisch Nachweis einer A.-poplitea- und V.-poplitea-Ruptur. Der intraoperative Befund verdeutlicht den recht plastischen Vergleich mit einem „Wurstzipfel" (Tannenberg 1927).

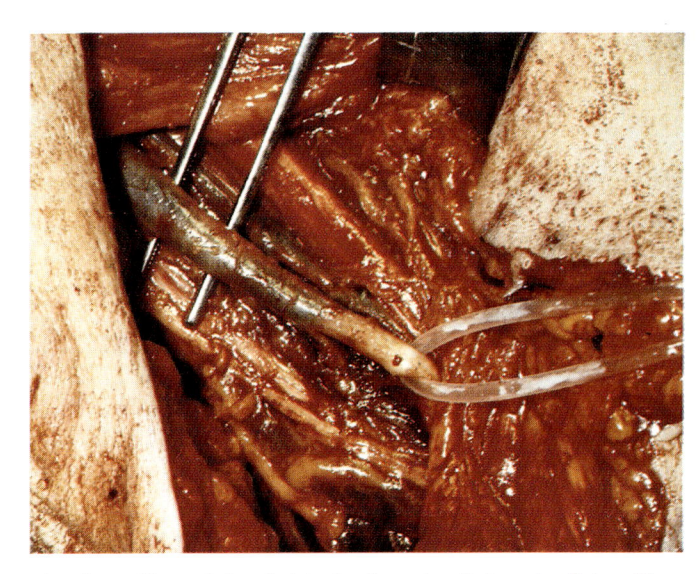

Abb. 7. 86jährige Patientin, die zu Hause fiel und sich eine Luxationsfraktur des linken Oberarmkopfes zuzog. Mehrfache, geschlossene Repositionsversuche in einem auswärtigen Krankenhaus; schließlich Zuweisung wegen fehlender, peripherer Pulse. Der intraoperative Befund der A. axillaris läßt an die Beschreibung von Marchand (1912) erinnern, der den Verschluß von großen Arterien ohne größere Blutung für möglich hielt, „wenn eine Quetschung bzw. Zerreißung durch indirekte oder stumpfe Gewalten vorliegt".

In den gezeigten Fällen lag eine Thrombosierung der Arterie vor, aber es waren keine Hinweise für eine „Einrollung" von Gefäßwandanteilen vorhanden. Dem widerspricht auch die allgemeine Erfahrung bei Schnittverletzungen an großen Arterien, die rasch zum Verblutungstod führen können, ohne daß „Invaginationsvorgänge" das Lumen verschließen würden. Die fehlende „elastizitätsbedingte Einrollung" der Intima und Media bei Rupturen großer Arterien läßt somit immer noch die Frage offen, welche Mechanismen zur arteriellen Thombogenese führen und damit eine lebensbedrohliche Massenblutung verhindern.

In der vorliegenden Arbeit soll versucht werden, dieser Frage experimentell und mit Hilfe der zur Verfügung stehenden wissenschaftlichen Erkenntnisse nachzugehen und eine mögliche Lösung zu finden.

2 Anatomischer Aufbau der Extremitätenarterien

Entwicklungsgeschichtlich entsteht das Gefäßsystem aus dem Mesoderm, wobei zirkulär angeordnete Fibroblasten die Gefäßrohre aufbauen. Die Differenzierung in Kollagen, Elastin und Muskulatur erfolgt entsprechend der speziellen Funktion der Arterie in unterschiedlicher Zusammensetzung. Prinzipiell wird aber der zirkuläre Strukturaufbau beibehalten, was z.B. im Spaltlinienverlauf der Tunica media der A. femoralis zum Ausdruck kommt (Benninghoff 1927).

Ranvier (1891) unterschied erstmals Arterien vom elastischen Typ und vom muskulären Typ. Während die erstgenannten vorwiegend am Stamm anzutreffen sind, kommen die letzten fast ausschließlich an den Extremitäten vor. Die histologische Differenzierung erfolgt durch die erkennbare Schichtunterteilung bei den Arterien vom muskulären Typ. Während bei den Arterien vom elastischen Typ eine „Windkesselfunktion" im Vordergrund steht, haben die Arterien vom muskulären Typ eine „Verteilerfunktion". Den Übergang von Arterien elastischen Typs zu Arterien muskulären Typs bilden die Arterien vom hybriden Typ (Argaud 1908).

Der Aufbau der Extremitätenarterien läßt eine deutliche Schichteinteilung zu, so daß sie den Arterien muskulären Typs zugeordnet werden. Die Hauptschichten sind vom Lumen aus beginnend Tunica intima, Tunica media und Tunica adventitia (Abb. 8).

Allgemein haben sich die Bezeichnungen Intima, Media und Adventitia eingebürgert, so daß diese im folgenden verwendet werden.

Der mikroskopische Aufbau der Arterienwand wurde durch eine Vielzahl lichtmikroskopischer Untersuchungen (z.B. Benninghoff 1930; Lang 1965; Staubesand 1959) bzw. elektronenmikroskopischer Untersuchungen (z.B. Geer 1961; Reale 1965) beschrieben. Im folgenden soll zusammenfassend auf die wichtigsten Strukturen eingegangen werden, die hinsichtlich einer Ruptur bzw. von außen einwirkender Kraft von Bedeutung sind.

2.1 Intima

Die Intima besteht aus einem einschichtigen Epithel, das wichtige physiologische Aufgaben hat (z.B. Stoffwechsel, Pinozytose, Bildung von Thrombozyten antiaggregierenden Substanzen wie Prostazyklin, von Adhäsinen wie Willebrand-Faktor etc.). Sie liegt einem dünnen Bindegewebe auf (Kollagen IV), das keine meßbare Festigkeit besitzt (Burton 1954; Glanville 1987). Gegenüber der Media wird die Intima zusätzlich von der Membrana elastica interna getrennt. Diese besteht aus Elastinfasern, die sowohl zirkulär als auch longitudinal angeordnet sind. Sie lassen lediglich

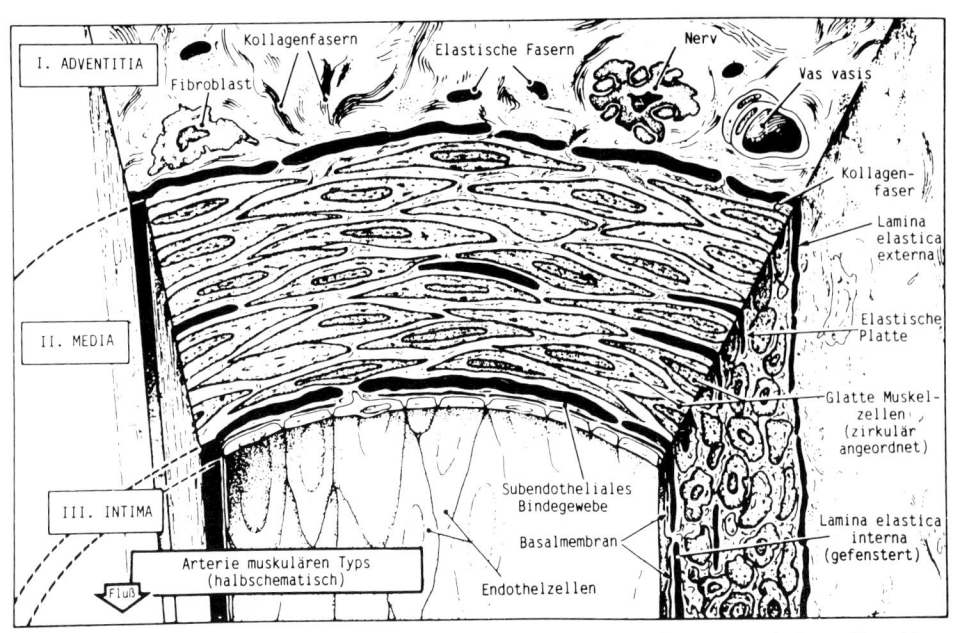

Abb. 8. Übersicht über die wichtigsten Bestandteile einer Arterie vom muskulären Typ. (Aus Rhodin 1980)

kleine Öffnungen frei für Diffusionsvorgänge, Durchtritt von Muskelfasern und Endothelfortsätzen (Crissman 1984; Song 1983, 1984).

2.2 Media

Die Media bildet den Hauptanteil im Querschnitt der Arterienwand vom muskulären Typ. Die Zusammensetzung der Media wird von Lang (1965) z.B. für Extremitätenarterien Jugendlicher angegeben mit: 70% Muskelfasern, 26,5% kollagene Fasern und Grundsubstanz sowie 3,5% elastische Fasern. Ebel (1969) fand in peripheren menschlichen Arterien bis zu 42% Kollagen. Das Grundgerüst wird von einem dreidimensionalen Kollagen- und Elastinnetz gebildet, das in der proteoglykanreichen Grundsubstanz eingebettet ist. Das Elastin selbst hat eine globuläre Form von 20 nm Durchmesser (Reale 1965), die Faserdichte ist lumenwärts etwas größer als zur Adventitia hin. Die Kollagenfasern haben einen Durchmesser von 5–40 nm und werden dem Typ III zugeordnet (Rhodes 1981).

Die Muskelzellen, die eine spindelige Form besitzen und eine Länge von 90–130 μm aufweisen, sind an diesem Grundgerüst fixiert. Die Anrodnung der Fasern wird unterschiedlich diskutiert. Rhodin (1980) gibt für die Arterien muskulären Typs eine helixartige Anordnung der Muskelzellen an, ausgehend von der Pars elastica interna zur Pars elastica externa und umgekehrt. Der Steigungswinkel der Helix wird mit 20–45° geschätzt (Fischer 1951, 1960).

Auffallend ist die Beobachtung, daß die Nervenenden nur in der äußersten Mediaschicht ohne Synapsenbildung anzutreffen sind (Lang 1965). Dies wäre in Übereinstimmung mit der trägen Reaktion auf nervale Impulse mit einer Dauer von mehreren Minuten (Dobrin 1980). Des weiteren fällt auf, daß in der Media außer Muskelzellen keine weiteren Zellarten vorhanden sind. Man hat daher immer schon vermutet (Benninghoff 1930), daß die Muskelzelle in der Lage sei, Kollagen, Elastin und die Proteoglykane der Grundsubstanz selbst zu bilden. In einer Zellkultur konnten dies Mayne (1977) für Kollagen I und III, Heinegård (1985) für die Proteoglykane und Moczar (1979) für Elastin nachweisen. Somit ist die glatte Muskulatur in der Lage im Falle der Proliferation die nötigen Fixationspunkte und die Grundsubstanz selbst zu bilden.

Insgesamt wird dem Elastin die Funktion der Muskelfaseraufhängung und -strekkung zugeschrieben. Dies bedeutet, daß bei erhöhter Anspannung der Muskelfasern großer Arterien diese gegen den Widerstand des Elastinnetzes erfolgt. Somit kommt dieser Struktur eher eine Funktion zum Offenhalten des Lumens als eine lumenverengende Wirkung zu. Den Kollagenfasern wird dagegen lediglich ein Überdehungsschutz zugeschrieben.

Die Media ist im Bereich der Gefäßabgänge deutlich verdickt (Thoma 1920). Nach dem Abgang von kräftigen Ästen sind die elastischen und kollagenen Komponenten distal davon vermindert (Baum u. Thienel 1904). Somit stellen große Gefäßabgänge nicht nur eine Befestigung der Arterie innerhalb des umliegenden Gewebes dar, sondern gleichzeitig findet sich auch distal der Gefäßabgänge unter traumatischen Bedingungen eine Schwachstelle durch Verminderung der elastischen und kollagenen Fasern.

Zur Adventitia hin wird die Media durch die Membrana elastica externa getrennt. Sie hat einen gitterförmigen Aufbau mit relativ weiten Zwischenräumen. An ihr haften die glatten Muskelzellen ebenso an wie an der Membrana elastica interna (Rhodin 1980).

2.3 Adventitia

Die Adventitia hat einen Anteil von ca. 10–15% an der Wanddicke. Sie ist bei Arterien muskulären Typs dicker als bei Arterien elastischen Typs (Rhodin 1980). Der Aufbau erfolgt überwiegend aus Kollagenfasern, die scherengitterartig angeordnet sind (Benninghoff 1930; Bucher 1962; Lang 1965). Die Fasern befinden sich in einem lockeren Verbund und werden dem Kollagen I zugerechnet. Der Fibrillendurchmesser beträgt ca. 45–180 nm (Rhodes 1981). Es sind nur vereinzelt Zellen und elastische Fasern sowie Nervenfasern und Vasa vasorum anzutreffen. Von hier aus ziehen Kollagen-I-Fasern zum perivaskulären Gewebe, die damit eine Aufhängung und Befestigung der Arterie bewirken.

Das schlauchartig angelegte Scherengitter der Adventitiafasern bietet den wechselnden Durchmessern einer pulsierenden Arterie die besten Kompensationsmöglichkeiten. Durch diese Faseranordnung, die in ihrer Anlage an einen Fingerfänger erinnert, wird sowohl eine Längsdehnung als auch eine Vergrößerung des Durchmessers ermöglicht, ohne daß die Fasern angespannt werden (Schultze-Jena 1939). Somit treten die Fasern der Adventitia funktionell unter normalen Bedingungen nicht in Erscheinung. Erst wenn der Intima-Media-Schlauch komplett rupturiert ist und eine axiale Krafteinwirkung bestehen bleibt, werden die Adventitiafasern gespannt. Das Scherengitter kann sich dann bis zur Fadenform zusammenziehen, bevor Rupturvorgänge die Adventitia zerreißen.

3 Biomechanisches Verhalten der Arterienwand und ihrer Bestandteile bei Längsdehnung

Bereits Roy hat sich 1880 mit dem Phänomen der Gefäßwanddehnung befaßt, indem er Wandstreifen von Aorten in Längsrichtung und Zirkumferenz entnahm. An diese befestigte er verschieden große Gewichte und zeichnete die Dehnungskurven mittels eines „Cathetometers" auf. Dabei konnte er eine stärkere Längsdehnbarkeit als Zirkumferenzdehnbarkeit feststellen.

Aus physiologischer Sicht kann eine Arterie hauptsächlich in 3 Richtungen gedehnt werden: Längs-, Zirkumferenz- und Radiärdehnung. Für die Kreislauffunktion ist die Dehnbarkeit in allen Richtungen von Bedeutung. Bei Gefäßverletzungen in Verbindung mit Frakturen bzw. Luxationen ist lediglich die Längsdehnung von Interesse, auf die im folgenden näher eingegangen werden soll.

3.1 Zusammensetzung der Arterienwand

Die Gefäßwand ist aus verschiedenen Bestandteilen aufgebaut, die unterschiedliche biomechanische Eigenschaften besitzen. Im wesentlichen sind es 4 Bestandteile, die mechanischen Einflüssen auf die Gefäßwand entgegenwirken: Kollagen, Elastin, glatte Muskulatur und die Grundsubstanz. Man kann daher die Gefäßwand als Kompositmaterial bezeichnen, dessen biomechanisches Verhalten von den Anteilen der einzelnen Komponenten geprägt wird.

Arterien mit mehr Elastinanteilen als Kollagen (Verhältnis bis zu 2:1, Lang 1965) werden als elastischer Typ bezeichnet und haben überwiegend eine „Windkesselfunktion". Arterien vom muskulären Typ, die mehr Kollagen beinhalten als Elastin (Verhältnis bis zu 10:1, Lang 1965), haben eine „Verteilerfunktion". In den Extremitäten liegen Arterien vom muskulären Typ vor, so daß dem Kollagen hinsichtlich der Stabilität eine größere Bedeutung zukommt.

3.2 Hysterese, Viskoelastizität, Relaxation und Nachdehnung

Die Längsdehnung der Arterienwand verhält sich nicht nach dem Hooke-Gesetz „ut tensio, sic vis", wie es z.B. bei linear elastischen Körpern der Fall ist. Das Hooke-Gesetz besagt, daß sich ein Körper proportional zur einwirkenden Kraft verformt, unabhängig von der einwirkenden Geschwindigkeit. Bei der Aufzeichnung einer Kraft-Dehnungs-Kurve würde bei Zunahme der Kraft bzw. Nachlassen der Kraft dieselbe Kurve beschritten werden (Abb. 9).

Vielmehr zeigt die Arterienwand bei Längsdehnung das für biologisches Material typische Verhalten: Die Kraft-Dehnungs-Kurve wird in Form der Hysterese zurückgelegt

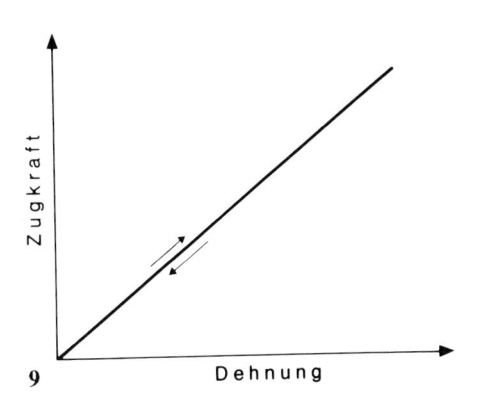

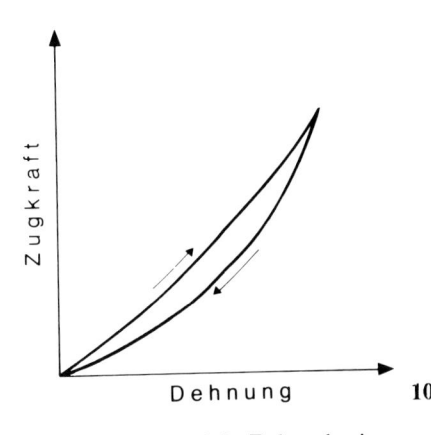

Abb. 9. Verhalten der Kraft-Dehnungs-Kurve eines linear elastischen Materials. Es besteht eine proportionale Beziehung zwischen Zugkraft und Längenänderung unabhängig von der Dehnungsgeschwindigkeit. Bei Dehnung und Entspannung wird derselbe Kurvenverlauf zurückgelegt. (Aus Murphy 1980)

Abb. 10. Verhalten der Kraft-Dehnungs-Kurve eines viskoelastischen Materials bei langsamer Dehnung. Es wird bei Nachlassen einer einwirkenden Kraft nicht derselbe Kurvenverlauf zurückgelegt; die Längenänderung (Dehnung) bleibt länger bestehen als die Kraft, die sie verursacht (Hysterese). (Aus Murphy 1980)

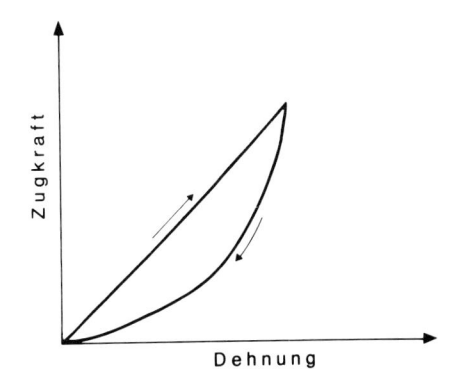

Abb. 11. Verhalten der Kraft-Dehnungs-Kurve eines viskoelastischen Materials bei schneller Dehnung. Das Ausmaß der Hysterese nimmt zu (vgl. Abb. 10). (Aus Murphy 1980)

[Hysteresis: Das Zurückbleiben einer Wirkung (= Dehnung) hinter der sie verursachenden Kraft], d.h., es wird bei Nachlassen einer einwirkenden Kraft nicht dieselbe Kurve zurückgelegt. Die Phase der Dehnung ist kürzer als die Phase der Rückbildung („remodelling"). Zudem ist das Ausmaß der Hysterese abhängig von der Geschwindigkeit (Abb. 10, 11).

Das Verhalten der Arterienwand ist für begrenzte, langsame Dehnungen als „elastisch" zu bezeichnen, bei rascheren Dehnungen ist eine Dämpfung zu beobachten, so daß das Verhalten insgesamt als „viskoelastisch" bezeichnet wird. Dieses Verhalten ist bei Organen mit viel glatter Muskulatur besonders ausgeprägt (Darm, Blase, Ute-

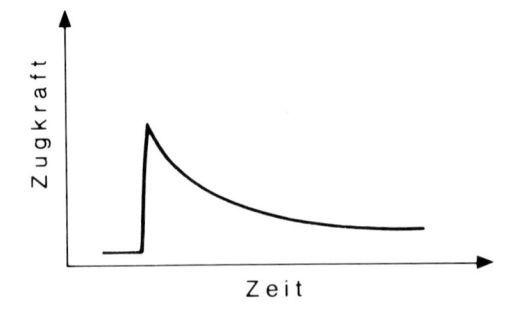

Abb. 12. Wird ein viskoelastisches Gewebe gedehnt, der Dehnungsvorgang unterbrochen und die erreichte Länge konstant gehalten, kommt es durch Umstrukturierung der Fasern zu einer Abnahme der Krafteinwirkung (= stress relaxation, Relaxation). (Aus Murphy 1980)

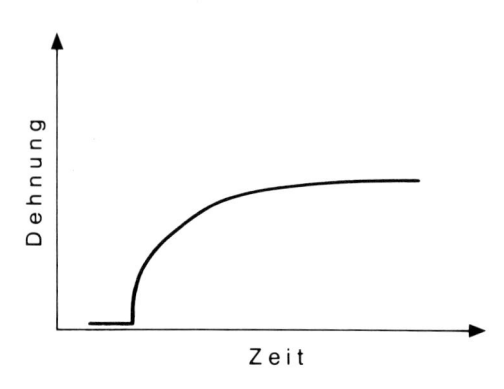

Abb. 13. Wirkt eine konstante Kraft auf ein viskoelastisches Gewebe, kommt es im Verlauf zu einem stetig kleiner werdenden Zuwachs (Inkrement) der Längenänderung (= creep, Retardation, Kriechen, Nachdehnung). (Aus Murphy 1980)

rus, Gefäße). Es ist stärker vorhanden bei Arterien muskulären Typs als bei Arterien elastischen Typs und zudem deutlicher bei innervierter Muskulatur als bei schlaffer Muskulatur (Dobrin 1980).

Durch die Viskoelastizität bedingt sind die Phänomene der Relaxation (stress relaxation) und der Nachdehnung (creep): Wird ein viskoelastisches Gewebe gedehnt, der Dehnungsvorgang unterbrochen und die Länge konstant gehalten, kommt es durch Umstrukturierung der Fasern zu einer Abnahme der Krafteinwirkung, was sich in einem absteigenden Kurvenverlauf eines Kraft-Zeit-Diagramms bemerkbar macht (stress relaxation, Relaxation, Abb. 12). Wirkt aber eine konstante Kraft auf ein viskoelastisches Gewebe, kommt es im Verlauf zu einer stetig kleiner werdenden Längenzunahme (creep, Retardation, Kriechen, Nachdehnung, Abb. 13).

Dieses für die Arterienwand typische Verhalten war wiederholt Anlaß für mathematische Berechnungen und Erstellen von Modellen (Modell nach Kelvin, Maxwell, Voigt u.a.; Zusammenstellung bei Fung 1981; Murphy 1980).

Um die Eigenschaften und das Verhalten der einzelnen Bestandteile einer Gefäßwand beurteilen zu können, kann man Gewebe untersuchen, die überwiegend aus diesen Materialien aufgebaut sind. Das biomechanische Verhalten von Kollagen läßt sich z.B. an Sehnengewebe überprüfen. Elastin findet sich in hohen Anteilen im Lig. nuchae (z.B. der Rinder) und im Lig. flavum der Wirbelsäule. Glatte Muskulatur läßt sich aus der Darmwand isolieren.

Der Vergleich ihrer Kraft-Dehnungs-Kurven läßt erkennen, daß das Lig. nuchae (Elastin) kaum eine Hysterese aufweist, also dem Verhalten eines elastischen Körpers sehr nahe kommt. Sehnengewebe (Kollagen) zeigt eine deutliche Hysteresekurve, während diese bei der glatten Muskulatur am ausgeprägtesten ist (Abb. 14). Nachdem das Ausmaß der Viskosität eines Gewebes das Kriechverhalten und die Stärke der Relaxation beeinflußt, zeigt sich in Übereinstimmung mit Abb. 14 ein ähnlich abgestuftes Verhalten für die Relaxation (Abb. 15).

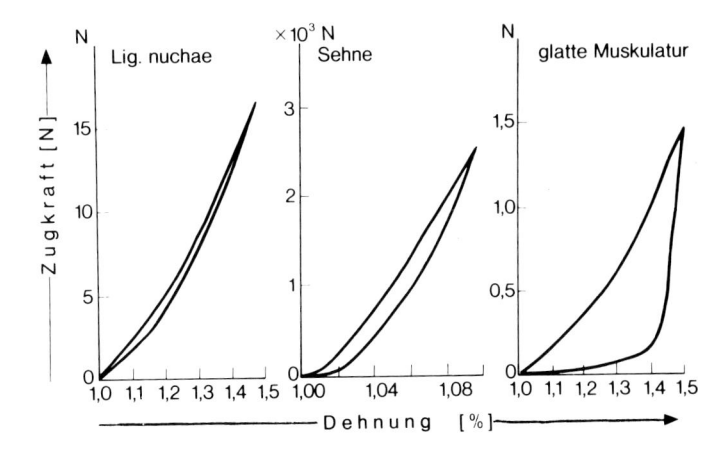

Abb. 14. Vergleich der Kraft-Dehnungs-Kurve von Lig. nuchae (Elastin), Sehne (Kollagen) und glatter Muskulatur des Darms mit unterschiedlich ausgeprägter Hysterese als Hinweis für das zunehmend viskose Verhalten der Gewebearten. Aufgrund ungleicher Skalierung erscheint der Kurvenanstieg ähnlich. Bei gleicher Skalierung wäre der Kurvenanstieg bei der Sehne steiler als beim Lig. nuchae und beim Lig. nuchae steiler als bei der glatten Muskulatur. (Aus Azuma u. Hasegawa 1971)

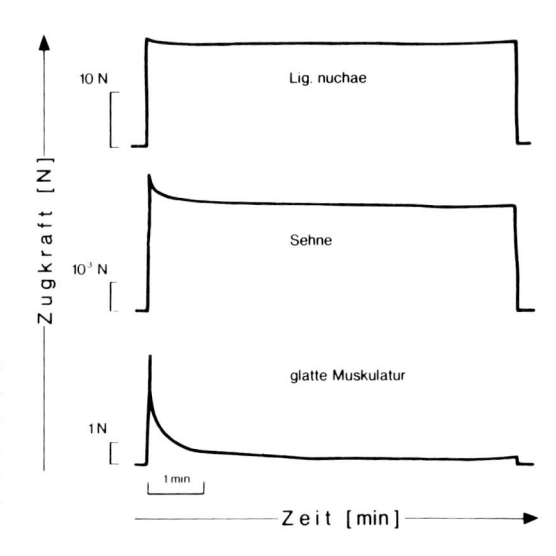

Abb. 15. Relaxation von Lig. nuchae (Elastin), Sehne (Kollagen) und glatter Muskulatur des Darms. Das Relaxationsverhalten ist abhängig vom Ausmaß der Viskosität der geprüften Gewebe (vgl. Abb. 14). (Aus Azuma u. Hasegawa 1971)

Eine Sonderstellung nimmt die Gefäßmuskulatur ein, da sie in unterschiedlich aktiviertem Zustand vorliegen kann. Eine Kontraktion bewirkt neben einer Lumenverkleinerung eine Zunahme der Steifigkeit (Murphy 1980).

Dobrin (1969) fand eine Kraft-Dehnungs-Kurve bei maximaler Relaxation der Muskulatur mit Kaliumcyanid bzw. maximaler Stimulation der Muskulatur durch Norepinephrin mit erkennbaren Unterschieden im physiologischen Bereich, beide Kurven näherten sich jedoch deutlich bei zunehmender Streßeinwirkung (Abb. 16). Die Differenz beider Kurven ergibt den Anteil der Vorspannung der innervierten Muskulatur in Abhängigkeit von der Radialdehnung. Dies bedeutet, daß die glatte Muskulatur bei maximaler Stimulation so geringe Kräfte entwickelt, daß sie nicht in der Lage wäre, bei großen Gefäßen einen muskulär bedingten Verschluß zu verursachen.

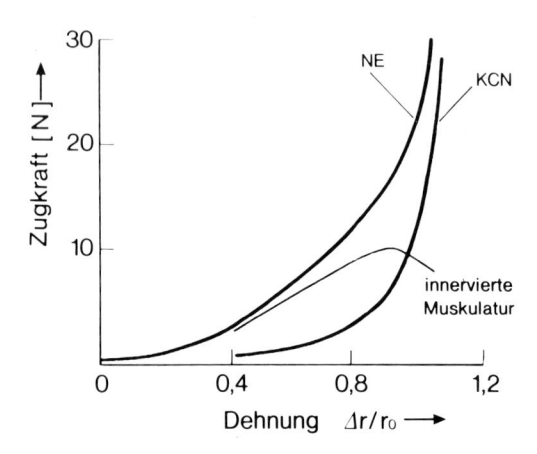

Abb. 16. Kraft-Dehnungs-Kurve einer Hundekarotis bei maximaler Stimulierung der Muskulatur mit Norepinephrin (*NE*) bzw. maximaler Inaktivierung mit Kaliumcyanid (*KCN*). Die Differenz beider Kurven ergibt den Anteil der Vorspannung der innervierten Muskulatur in Abhängigkeit von der Radialdehnung. (Nach Dobrin 1969)

3.3 Elastizitätsmodul

Für die Beurteilung der mechanischen Eigenschaften ist die Kenntnis des sog. Elastizitätsmoduls nach Young hilfreich, der ein quantitatives Maß für die Dehnsteifigkeit ist. Er ist definiert als Spannung pro Dehnung, wobei die Dehnung aus Anfangslänge L_o und laufender Länge L nach der Formel $\frac{L-L_o}{L_o}$ errechnet wird. Die Angaben in der Literatur zeigen eine breite Streuung und sollten eher als Richtwerte dienen, um einen Vergleich der mechanischen Eigenschaften zu ermöglichen.

Für Kollagen wird ein Elastizitätsmodul von 0,3- bis 2,5mal 10^5 N/cm² angegeben (Dobrin 1978). Die Reißdehnung von Kollagengewebe (z.B. Sehne) liegt bei 10–15%, von einer einzelnen Faser bei lediglich 0,03–0,04% (Bergel 1972; Dobrin 1978; Fung 1981).

Der Elastizitätsmodul für Elastin wird in der Literatur mit Werten zwischen 15 und 41 N/cm² angegeben (Dobrin 1980). Er liegt damit um mehrere tausendmal niedriger als bei Kollagen. Diese Werte gelten nur für den Faserverbund, da die Werte für einzelne Elastinfasern wesentlich geringer sind. Elastingewebe ist um ca. das Doppelte dehnbar, die einzelne Faser nur um ca. 1/3 (Dobrin 1978).

Die glatte Muskulatur spielt unter physiologischen Bedinungen eine große Rolle. Sie bewirkt im gespannten bzw. entspannten Zustand eine unterschiedliche Kraft-Dehnungs-Kurve. Der Elastizitätsmodul der entspannten Muskulatur liegt bei ca. 6 N/cm^2, von kontrahierter Muskulatur bei ca. 10 N/cm^2 (Bergel 1972; Dobrin 1980). Diese Werte liegen um das 5- bis 10fache niedriger als bei Elastin. Die Reißdehnung von glatter Muskulatur beträgt bis zu 300% (Heberer 1966).

Die Grundsubstanz beinhaltet überwiegend hydrophile Proteoglykane und Wasser. Sie besitzt aufgrund ihrer Zusammensetzung viskose Eigenschaften. Unter physiologischen Bedingungen dient sie als „Gleitmittel" für die Fasern und Zellen, so daß Reibungskräfte vermieden werden. Bei zunehmender Dehnungsgeschwindigkeit verfestigt sich die Grundsubstanz, so daß die einwirkenden Kräfte direkt an die Umgebung weitergegeben werden.

Die recht unterschiedlichen physikalischen Eigenschaften der Gefäßwandbestandteile sind durch ein abgestuftes „Inkrafttreten" ihrer Funktion aufeinander abgestimmt. Unter physiologischen Bedingungen werden vornehmlich die Fasern des Elastinnetzes, die Muskelfasern und die Grundsubstanz beansprucht. Dies zeigt sich auch im Elastizitätsmodul der Gefäßwand von ca. 16 N/cm^2 bei ca. 100 mm Hg (Dobrin 1980). Dieser Wert liegt zwischen dem Elastizitätsmodul von Elastin und glatter Muskulatur, so daß angenommen werden kann, daß sich die gewellten Kollagenfasern unter diesen Bedingungen noch in der Phase der Ausrichtung befinden. Bei einem Blutdruck von 240 mm Hg beträgt der Elastizitätsmodul der Gefäßwand 200 N/cm^2 (Dobrin 1980). Unter diesen Verhältnissen sind die Kollagenfasern z.T. angespannt. Die protektive Eigenschaft des Kollagens besteht daher im „Abfangen" von Streßfaktoren, die eine Überdehnung bzw. Zerreißung der elastischen Fasern oder Muskulatur zur Folge hätten (Wolinsky u. Glagov 1964). Nur aufgrund der extremen Dehnbarkeit der Elastin- und der glatten Muskelfasern ist eine Wiederaufnahme ihrer Funktion nach Beendigung der Streßeinwirkung möglich.

3.4 Innervation

Wie bereits weiter oben ausgeführt, ist der Elastizitätsmodul von kontrahierter Muskulatur wesentlich geringer als von Kollagen, so daß die innervierte Muskulatur im Falle einer Gefäßzerreißung – insbesondere bei rasch einwirkenden Kräften – keine wesentliche Rolle spielen dürfte.

Auch die glatte Muskulatur ist trotz maximaler, nervaler Stimulation, die unter normalen Bedingungen mehrere Minuten benötigt (Dobrin 1980, s.S. 10), nicht in der Lage, eine Arterie vom Kaliber der A. femoralis im Verletzungsfall zu verschließen. Gerova u. Gero (1969) fanden an der A. femoralis des Hundes, daß durch den Sympathikotonus der Durchmesser der Arterie zwischen –13 und +20% verändert wird. Ähnliche Werte fanden auch Jaffe u. Rowe (1970). Dobrin (1978) fand eine Verkleinerung des Lumens um maximal 50%. Somit ist eine muskulär bedingte Stenose oder Spasmus bei großen Extremitätenarterien denkbar, die Muskelaktivität reicht jedoch nicht für einen „Sphinktermechanismus" im Läsionsfall aus (Benninghoff 1930).

3.5 Form und Deutung der Kraft-Dehnungs-Kurve

Die zeitlich versetzte Anspannung des Kollagennetzes macht sich auch in der Form der Kraft-Dehnungs-Kurve bei Längsdehnung einer Arterie bemerkbar, worauf Triepel (1902) bereits hingewiesen hat. Die Kurve bietet das Bild von 2 aufeinandergesetzten Kraft-Dehnungs-Kurven. Burton (1954) und Roach (1957) konnten nachweisen, daß der 1. Kurvenabschnitt dem Elastin zuzuordnen ist, während der 2. Kurvenabschnitt dem Kollagen zugeschrieben wurde (Abb. 17).

Typisch für die Kraft-Dehnungs-Kurve einer Arterie ist, daß sich 2 Tangenten anlegen lassen als Zeichen einer proportionalen Kraft-Dehnungs-Beziehung in diesen Abschnitten. Anhand einer experimentell gewonnenen Kraft-Dehnungs-Kurve soll dies beispielhaft gezeigt werden (Abb. 18):

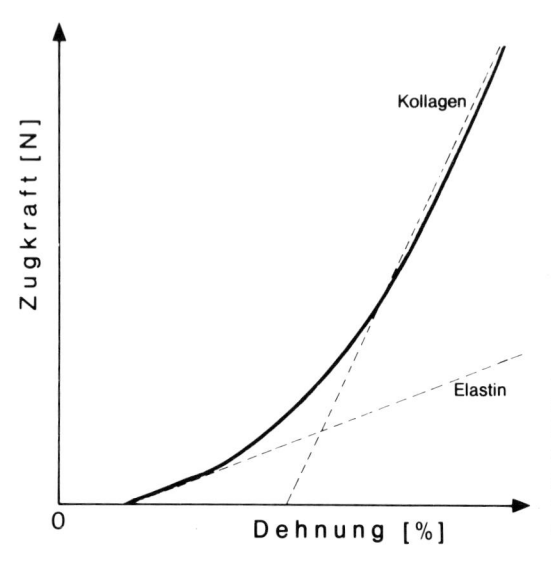

Abb. 17. Kraft-Dehnungs-Kurve eines frischen Arteriensegments. Durch Herauslösen von Kollagen bzw. Elastin wird erkennbar, daß der Kurvenanfang von Elastin und der letzte Kurvenabschnitt von Kollagen geprägt wird. (Nach Roach 1957)

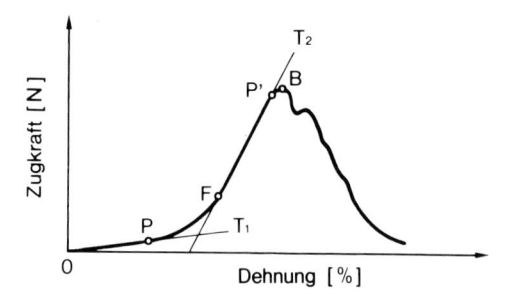

Abb. 18. Experimentelle Kraft-Dehnungs-Kurve eines Arteriensegments. Material: Popliteaarterie eines 25jährigen, Konservierung 7 Tage bei –18°; Längsdehnung über eine Kante und Ruptur, Dehnungsgeschwindigkeit 33,3 mm/s; Abschnitte eines proportionalen Kraft-Dehnungs-Verhältnisses von O nach P (Tangente T_1) und von F nach P' (Tangente T_2). B stellt die Reißgrenze dar.

Die Dehnung der Arterie in Längsrichtung zeigt anfangs einen linear ansteigenden Kurvenverlauf von O nach P, wobei P eine Proportionalitätsgrenze darstellt. Daran kann die Tangente T_1 angelegt werden. Anschließend wächst die Kraft stärker als die Dehnung, die Kurve erreicht den Punkt F, eine sog. Fließgrenze. Ab diesem Punkt ist der Kurvenverlauf wieder geradlinig als Ausdruck eines proportionalen Kraft-Dehnungs-Verhältnisses. Daran kann die Tangente T_2 angelegt werden. Dieser Kurvenabschnitt wird begrenzt durch die Protortionalitätsgrenze P'. Nun erfolgt eine stärkere Zunahme der Dehnung als die der Kraft, es wird eine Reißgrenze B erreicht, die die Zerreißspannung und die Längenzunahme des Präparats zu diesem Zeitpunkt angibt.

Der proportionale Kurvenabschnitt T_1 wird durch die Anspannung der glatten Muskulatur und des Elastinnetzes geprägt. Der 2. geradlinige Kurvenabschnitt T_2 ist durch die schrittweise Anspannung des Kollagennetzes bedingt. Der Übergang von T_1 zu T_2 ist fließend, ohne daß ein genauer Punkt festgelegt werden kann, ab wann das Kollagennetz sich anspannt. Nach kompletter Ausdehnung des Kollagennetzes erfolgt bei minimaler Reißdehnung des Kollagens kurz darauf die Ruptur.

Bereits Benninghoff (1930) stellte fest, daß die „Spannungsverteilung" innerhalb der Arterienwand unter Innendruck von innen nach außen abnimmt. Jaeger (1966) und Vaishnav (1973) konnten experimentell zeigen, daß dies für die Spannungen gilt, die in Längsrichtung, Zirkumferenz und radiärer Richtung einwirken. An einem Rechenmodell wurde dies von Hartung (1976) bestätigt. Somit kann angenommen werden, daß im Falle einer Zerreißung durch Längsdehnung der Rupturvorgang von der Innenschicht zur Adventitia hin erfolgt.

3.6 Zusammenfassung

Die Arterienwand ist als Kompositmaterial aus verschiedenen Bestandteilen zusammengesetzt, die ein unterschiedliches, biomechanisches Verhalten aufweisen. Eine Protektion gegenüber Zerreißung stellt das Kollagennetz mit dem größten Elastizitätsmodul dar. Im Bereich physiologischer Blutdruckwerte ist das Kollagennetz überwiegend entspannt, die Fasern zeigen im wesentlichen einen gewellten Verlauf. Die Kraft-Dehnungs-Kurve wird in dieser Phase von Elastin, glatter Muskulatur und Grundsubstanz geprägt. Die Kraftverteilung über die Gefäßwand erfolgt dabei von innen nach außen, d.h., subintimal kommt es bei Längsdehnung – z.B. durch Traumatisierung – zu einer Spannungskonzentration, die zur Adventitia hin abfällt. Bei weiterer Krafteinwirkung in Längsrichtung kommt es zur Anspannung des Kollagens, die Kraft-Dehnungs-Kurve zeigt dann in dieser Phase einen linearen Verlauf, dem kurz danach die Ruptur folgt.

Nachdem Elastin und glatte Muskulatur stärker dehnbar sind als Kollagen, werden diese Fasern bei submaximaler Dehnung mit langsamer Geschwindigkeit nicht geschädigt. Die maximale Innervation der glatten Muskulatur kann bei großen Stammarterien einen Spasmus hervorrufen, aber keinen „Sphinktermechanismus" bewirken. Zudem ist der Elastizitätsmodul von innervierter, glatter Muskulatur im Verhältnis zu Kollagen (mehr als 1:10 000) so klein, daß eine Auswirkung auf das Rupturverhalten von Arterien nicht zu erwarten ist.

Von Bedeutung ist das Verhalten der Arterienwand als viskoelastisches Material gegenüber rasch einwirkenden Kräften. Dabei kommen ihre hochviskosen Anteile (auch die Grundsubstanz) zur Geltung, die Dehnungskräfte wirken auf ein nahezu „starres" Gewebe ein, das dadurch verletzbarer wird.

4 Aufbau, Festigkeit und Rupturverhalten des Kollagens in der Gefäßwand bei Längenänderung

4.1 Kollagenaufbau

Zur Zeit sind über 12 verschiedene Kollagenarten bekannt, die teilweise ein sehr gewebespezifisches Vorkommen aufweisen. Innerhalb der Arterienwand finden sich in der Adventitia vorwiegend Kollagen-I-Fasern, in der Media hauptsächlich Kollagen-III-Fasern. Dieses unterschiedliche, nahezu streng lokalisierte Vorkommen ist immunhistochemisch nachgewiesen worden (Carrasco 1981; Gay 1975). Zudem konnte in der Basalmembran ein eigenes Kollagen Typ IV entdeckt werden, das lediglich eine strukturelle Aufgabe für die Intima erfüllt. Dem Kollagen I der Adventitia und dem Kollagen III der Media kommen die eigentlichen Stabilitätsaufgaben zu.

Zu den faserbildenden Kollagenen gehört neben dem Kollagen I und III auch das Kollagen II, das man vorwiegend im Knorpel findet. Strukturell unterscheiden sich Kollagen I, II und III nur geringfügig. Die Infrastruktur ist bei allen 3 Typen eine Polypeptidkette, die spiralenartig angeordnet ist (α-Helixstruktur, Abb. 19). Diese α-Helix besitzt an jedem Ende für den jeweiligen Kollagentyp spezifische, nicht helikale Aminosäuresequenzen, die sog. Carboxy- bzw. Aminotelopeptide (Kühn 1987). Gegen diese Endgruppen der einzelnen Kollagentypen I, II und III lassen sich spezifische, fluoreszierende Antikörper bilden, wodurch immunhistologisch eine genaue Differenzierung der einzelnen Kollagene möglich ist.

Die Häufigkeit der einzelnen Aminosäuren differiert bei den verschiedenen Kollagentypen ebenso wie die Länge der α-Helix. Aus sterischen Gründen muß aber jede 3. Aminosäure ein Glycinrest sein. Die Struktur der α-Helix wird andererseits dadurch nicht beeinflußt, da die Aminosäurereste von der α-Helix abgewandt sind (Abb. 19). Die Stabilität der α-Helix ist also von der Aminosäuresequenz und -anzahl unabhängig. Wasserstoffbrücken zwischen den Aminosäureresten werden vermutet, sie sind aber bislang noch nicht nachgewiesen und würden nur geringfügig zur Stabilität beitragen.

In den Fibroblasten wird diese α-Helix im endoplasmatischen Retikulum produziert. Im Golgi-Apparat werden 3 Pro-α-Ketten zu einer Superhelix verwunden (auch Tripelhelix genannt, Abb. 20).

Auf diese Weise entsteht das Tropokollagen, das in den extrazellulären Raum abgegeben wird. Das so gebildete Kollagenmolekül kann sich nach Abtrennung der endständigen Amino- und Carboxypropeptide mit weiteren Kollagenmolekülen längsseits verbinden. Die Länge dieses Moleküls beträgt 280–300 nm, der Durchmesser liegt zwischen 11 und 15 nm (Leblond 1986; Gay u. Miller 1978).

Das Kollagenmolekül besitzt im gesamten Verlauf der Tripelhelixstruktur stark polare Stellen, so daß das längsseitige Aneinanderlegen der Kollagenmoleküle nur in

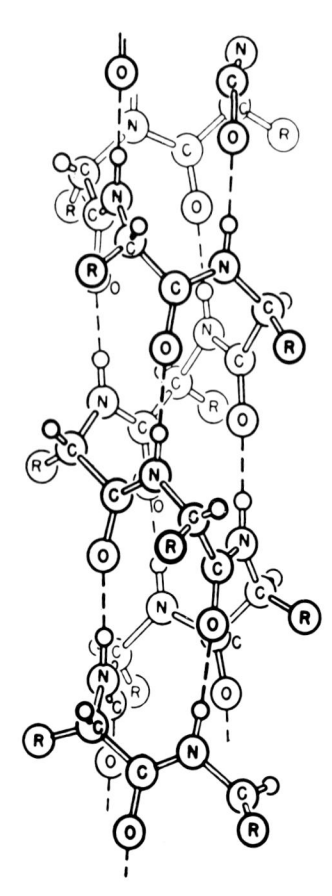

Abb. 19. Modell einer α-Helix mit der Anordnung der intramolekularen Wasserstoffbrücken parallel zur Helixachse. (Aus Pauling 1968). *O* Sauerstoff, *N* Stickstoff, *C* Kohlenstoff, *R* Aminosäurerest, ═○ = Wasserstoff, ═○--○ = Wasserstoffbrücke

einer ganz bestimmten Stellung erfolgen kann. Teilt man die α-Helix in 4 Abschnitte D mit je 234 Aminosäuren, dann verbleibt ein Helixrest von ca. D/3-Länge. Werden nun 2-Moleküle aneinander gelegt, erfolgt eine Längsverschiebung um das D/3. Mindestens 5 Moleküle legen sich mit jeweiliger D/3-Längsverschiebung spiralig aneinander und bilden durch weitere Längsapposition von Kollagenmolekülen die Kollagenfibrille. Das Überlappen der einzelnen Moleküle ist für die Ausbildung von Querverbindungen zum Anfang des nächsten Moleküls von großer Bedeutung. Dabei kommt es zwischen 2 Lysinresten des einen Moleküls und 2 Hydroxylysinresten des benachbarten Moleküls zu einer enzymatisch induzierten Verbindung (Lysyloxydase), die letztlich für die Stabilität des Kollagens entscheidend ist (stabile kovalente Bindung, Abb. 21). Dabei entsteht ein Allysin- bzw. Hydroxyallysinrest.

Durch das Aneinanderliegen von stark polaren Aminosäuren erhält man bei der Färbung von Kollagen mit Phosphorwolframsäure ein ganz spezifisches Muster unter dem Elektronenmikroskop. Es zeigen sich dabei unterschiedlich stark angefärbte Zonen, die eine ganz bestimmte Länge aufweisen und sich regelmäßig wiederholen. Auf diese Weise entsteht das bekannte Bandmuster des Kollagens. Die Länge der hellen

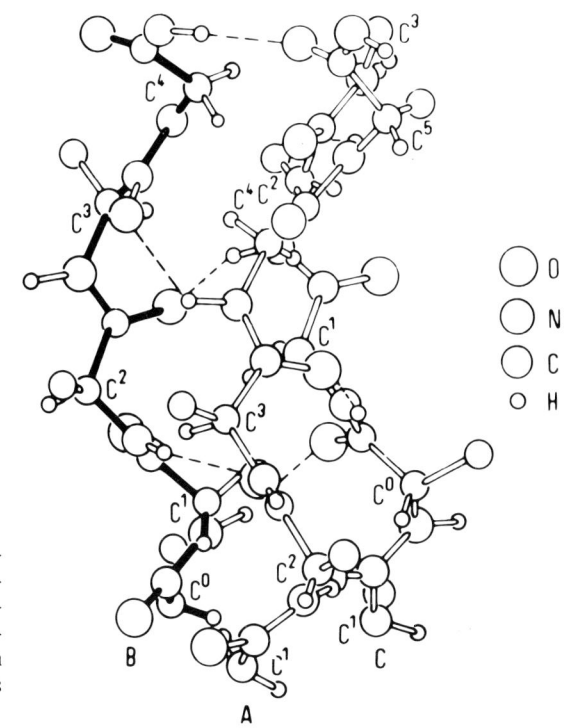

Abb. 20. Modell der Kollagentripelhelix mit der Anordnung der intermolekularen Wasserstoffbrücken. Drei linksgängige, einsträngige Helices (A, B, C) winden sich rechtsgängig umeinander. (Aus Tschesche 1982)

Bandanteile beträgt 32 nm, die Länge der dunkel gefärbten Anteile 35 nm bei negativer Färbung. Bei positiver Färbung läßt sich eine engere Streifung darstellen. Diese Streifung entspricht dem Zusammentreffen von ganz spezifischen Aminosäuregruppen mit entsprechender Polarität (Abb. 22, 23).

Aus den Kollagenmolekülen bildet sich auf diese Weise die Kollagenfibrille, die eine bislang noch unbekannte Länge erreicht und keine Verzweigungen besitzt. Aus mehreren Fibrillen wird die Kollagenfaser aufgebaut (Abb. 24), deren Länge ebenfalls unbekannt ist, aber unterschiedlich lang sein dürfte. Dadurch sind die Fasern ineinander verzahnt. Der Übergang zu benachbarten Kollagenfasern ist spitzwinkelig (Viidik 1973), ohne eine direkte Verbindung herzustellen.

Der Durchmesser der Kollagenfibrille, die im Elektronenmikroskop als runde Struktur zu erkennen ist, ist sehr unterschiedlich und nur beim Kollagen I relativ konstant (80–120 μm). Die größere Diskrepanz beim Kollagen III (20–100 μm) wird damit erklärt, daß häufig Kollagen-III-Fibrillen von Kollagen-I-Fibrillen begleitet werden. Zudem wird der kollagenspezifischen Endgruppe (Telopeptid der Carboxy- bzw. Aminogruppe an der α-Helix) ebenfalls eine Rolle bei der Fibrillendicke zugeschrieben (Gustavson 1956). Über die Regulation der Fibrillendicke ist bisher nichts bekannt.

Die Kollagenfibrillen stehen nicht direkt untereinander in Kontakt, sondern werden von einem elektronenmikroskopisch deutlich erkennbaren Zwischenraum getrennt. Dieser Zwischenraum ist von Proteoglykanen ausgefüllt. Dabei handelt es sich um

a 5ᴺ   87   930   16ᶜ
   ~Lys~——————Hyl————————//——————————Hyl—————~Lys~

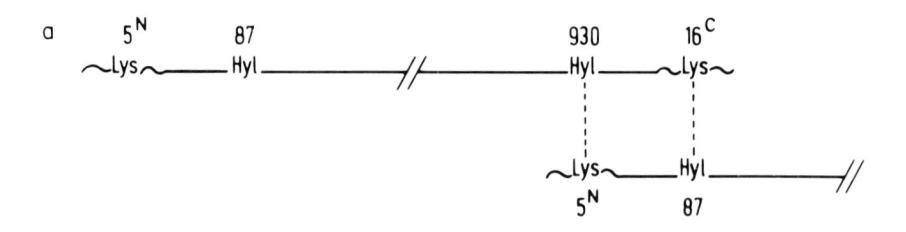

                                            ~Lys~——————Hyl————————//
                                            5ᴺ   87

b   82   87   93
   α1(I)   -Gly-Leu-Hyp-Gly-Met-Hyl-Gly-His-Arg-Gly-Phe-Ser-
   α2(I)   -Gly-Leu-Hyp-Gly-Phe-Hyl-Gly-Ile-Arg-Gly-His-AsN-
   α1(III) -Gly-Phe-Hyp-Gly-Met-Hyl-Gly-His-Arg-Gly-Phe-Asp-

              925   930   936
   α1(I)   -Gly-Asp-Arg-Gly-Ile-Hyl-Gly-His-Arg-Gly-Phe-Ser-
   α2(I)   -Gly-His-Glu-Gly-Leu-Pro-Gly-Leu-Hyl-Gly-His-AsN-
   α1(III) -Gly-Ala-Met-Gly-Ile-Hyl-Gly-His-Arg-Gly-Phe-Ser-

Abb. 21. a Schematische Darstellung der stabilen, kovalenten Bindungen zwischen Lysin und Hydroxylysin. Dabei wird ein Hydroxylysin der α-Helix (Position 930 bzw. 87) mit einem Lysin der nichthelikalen, C- bzw. N-ständigen Peptidkette (16ᶜ bzw. 5ᴺ) enzymatisch gekoppelt (Lysyloxidase). **b** Die Aminosäurensequenz nahe dem Hydroxylysin ist sehr stabil, wie die α-Ketten des Rinderkollagens I u. III zeigen. (Aus Kühn 1987)

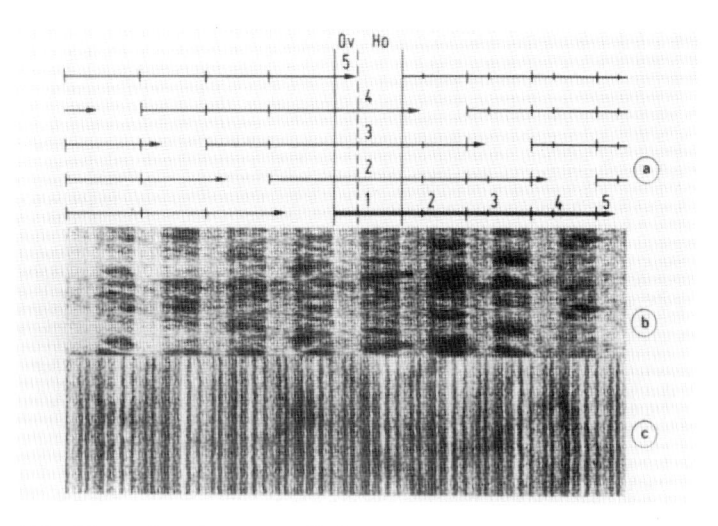

Abb. 22a–c. Anordnung von Kollagenmolekülen in einer Fibrille. **a** Schematische Darstellung der parallel angeordneten, in 4 gleich lange Abschnitte geteilten Kollagenmoleküle innerhalb einer Fibrille. **b** Negativ mit Phosphorwolframsäure gefärbte Kollagenfibrille. Die dunklen Streifen stellen die weniger dichten „Hole (Ho)-Zonen" bzw. die hellen Streifen die dichteren „Overlap (Ov)-Zonen" dar. **c** Positiv mit Phosphorwolframsäure und Uranylacetat gefärbte Kollagenfibrille. Charakteristische Querstreifung mit einer Periodizität von 67 nm. (Aus Kühn 1987)

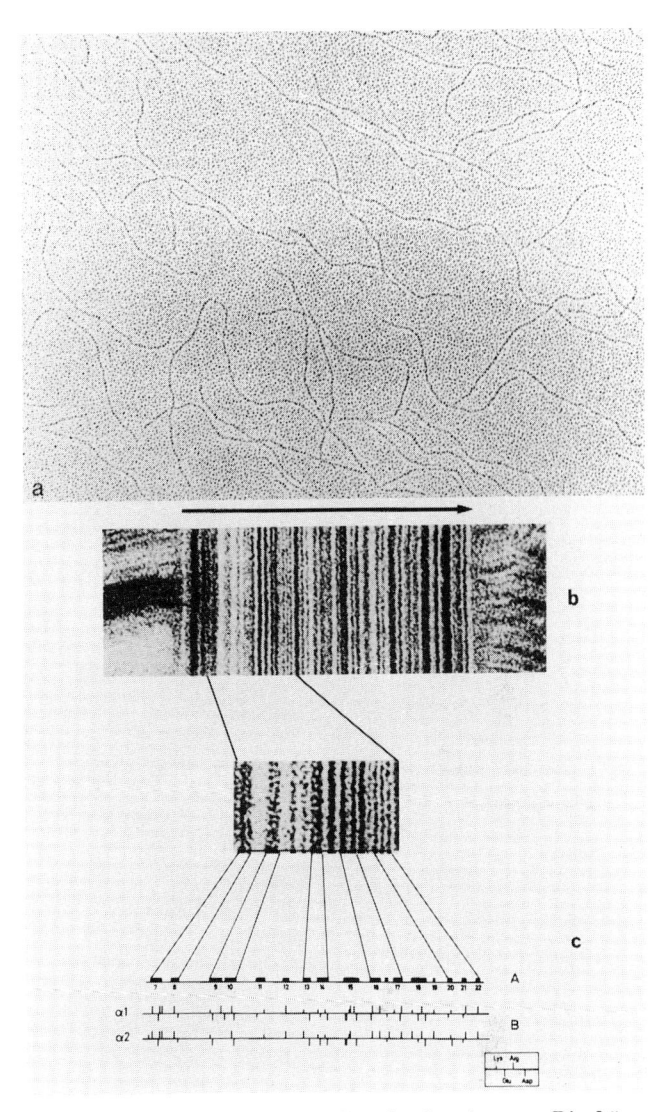

Abb. 23. a Darstellung von Kollagen-I-Molekülen mittels Rotationsbeschattung. Die Länge eines Moleküls beträgt 300 nm. **b** Der Pfeil stellt die Länge eines Moleküls dar. Positive Färbung mit der typischen Streifung. **c** Vergleich der Aminosäuresequenz der α-1 (I)- und α-2 (I)-Kette (Position 120–405) mit korrespondierender Querstreifung eines Kollagenmoleküls. Es besteht eine exakte Korrelation zwischen der Polarität von einzelnen Aminosäureresten und den dunklen Abschnitten der Querstreifung. (Aus Kühn 1987)

Glykoproteine, die ein aneinander Vorbeigleiten der Kollagenfibrillen und -fasern ermöglichen, aber gleichzeitig als Kittsubstanz dienen. Zudem weisen sie eine hohe Hydrophilie auf. Diesem Umstand wird die Beobachtung zugeschrieben, daß z.B. Sehnen um ca. 10–15% ihrer Länge gedehnt werden können und daß kollagenhaltiges Gewebe quellen kann.

Nachweis-methode	Symbol bzw. schematische Zeichnung	Quer-schnitt		Beschreibung
Röntgendiffraktion	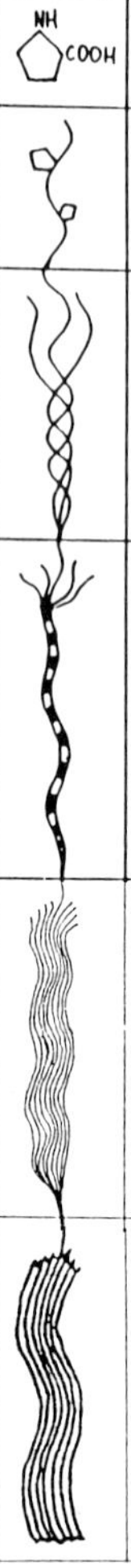 NH–COOH		Aminosäuren (Primärstruktur)	Glycin, Prolin, Lysin etc. über 1000 Aminosäuren bilden die Pro-α-Kette.
			α-Helix (Sekundärstruktur)	Länge 300 nm, Durchmesser 1 - 4 nm, berechnete Trennungsenergie der Nicht-Amid-C-N-Verbindung: 2900 N/mm² (?).
Elektronenmikroskopie			Tripelhelix (Tertiärstruktur)	Aus 3 α-Helixketten (= Kollagenmolekül), Länge 300 nm, Durchmesser 11 - 15 nm, Festigkeit?
			Fibrille (Quartärstruktur)	Aus mindestens 5 Molekülsträngen, Länge unbekannt, Durchmesser (20 -) 40 - 60 (- 200) nm, Festigkeit?
Lichtmikroskopie		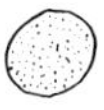	Faser	Aus unterschiedlich vielen Fibrillen, Länge unbekannt, Durchmesser unterschiedlich, zwischen den Fibrillen Proteoglykane, Wasser etc. (= Kompositmaterial), Festigkeit ca. 500 N/mm².
		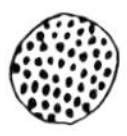	Gewebe	Zum Beispiel Sehne (Kollagen-gehalt 30 - 40 %), zwischen den Fasern Grundsubstanz (Proteoglykane), Elastinfasern, Wasser, Fibroblasten etc. (= Kompositmaterial), Festigkeit 150 - 300 N/mm².

Abb. 24. Aufbau einer Kollagenfaser

4.2 Festigkeit des Kollagens

Die Festigkeit einer Kollagenfibrille hängt von den Querverbindungen zwischen den einzelnen Molekülen (jeweils am Anfang und am Ende eines Moleküls in längsversetzter Stellung) ab. Diese Querverbindungen (jeweils 2) zwischen einem Hydroxylysin- bzw. Lysinmolekül werden durch die Lysyloxydase hergestellt. Eine spezifische Hemmung dieser Lysyloxydase hat zur Folge, daß sich die Moleküle untereinander nicht verbinden, so daß das Kollagengewebe instabil wird. Dies ist bei dem sog. Lathyrismus der Fall, wo durch einseitige Ernährung mit Leguminosen (z.B. Erbsen), die

Propionitrilderivate enthalten, dieser enzymatische Schritt spezifisch gehemmt wird. Dabei kommt es zu instabilen Knochenstrukturen und spontanen Gefäßzerreißungen (Osteolathyrismus, Angiolathyrismus; Barrow 1974).

Nachdem jedes Kollagenmolekül mit dem Nachbarmolekül diese kovalente Verbindung eingeht, gilt insbesondere für die Kollagene I–III, daß die einzelne Fibrille nahezu die gleiche Festigkeit besitzt. Dabei scheint die Länge der α-Helixketten und deren typspezifische Telopeptide auf die Gesamtfestigkeit der Fibrille eine untergeordnete Rolle zu spielen.

Die physikalische Festigkeit eines einzelnen Kollagenmoleküls ist lediglich durch Berechnung der chemischen Struktur zu schätzen. Bereits Highberger (1947) konnte errechnen, daß die Ruptur der Polypeptidkette an der schwächsten Stelle (eine Nicht-Amid-C-N-Verbindung der α-Helix) eine Spannung von ca. $2900 N/mm^2$ erfordern würde. Zu bedenken ist dabei, daß zu dem damaligen Zeitpunkt die Helixstruktur noch nicht bekannt war, so daß die Wasserstoffbrücken zwischen den Amidgruppen etc. nicht berücksichtigt sind. Daher ist eher mit einer etwas höheren Trennungsenergie zu rechnen (Pauling 1968). Außerdem muß davon ausgegangen werden, daß zwischen den Aminosäureresten weitere Wasserstoffbrücken vorliegen, so daß sich die Festigkeit des Kollagenmoleküls und damit auch der Kollagenfibrille zusätzlich – wenn auch geringfügig – erhöhen würde.

Harkness (1961) berichtet über eine Faserfestigkeit von bis zu $500 N/mm^2$. Beide Angaben stellen einen wesentlich höheren Wert dar als ein organisches Band- bzw. Sehnengewebe an Festigkeit ergibt ($150–300 N/mm^2$). Für gitterförmig aufgebaute Kollagenfasern (z.B. Haut) ist die Festigkeit noch kleiner (ca. $100 N/mm^2$, Gustavson 1956). Es wird daher vermutet, daß die Rupturstelle von Bändern und Sehnen im Faserbereich zu suchen ist, nachdem die Fibrillen selbst eine extrem hohe Festigkeit aufweisen und keinerlei Aufzweigungen besitzen (Viidik 1973).

Die Kollagenfaser kann ihrerseits spitzwinkelig in eine andere Kollagenfaser übergehen. Es entsteht eine gewisse „Schichtung" der Fasern mit ineinander verzahnten Faserenden. Die Überlappung kann dabei ganz unterschiedlich lang sein. Wie lang eine Faser ist bzw. werden kann, ist bisher nicht bekannt. In diesem Bereich findet keine chemische Querverbindung unter den Fasern statt. Die Festigkeit des entstandenen Gewebes wird durch die polaren Seitengruppen der einzelnen Fasern und durch die Grundsubstanz (Proteoglykane) hergestellt. Das so entstehende „Kompositgewebe" erbringt die eigentliche, physikalische Festigkeit (Kastelic u. Bear 1980). Dies bedeutet, daß im Falle einer Ruptur die einzelnen Fasern aus dem Verbund „gezerrt" werden, zumal die Festigkeit von Kollagengewebe kleiner ist als die der einzelnen Faser bzw. Fibrille.

Bereits Bear (1952) hat auf die Tatsache hingewiesen, daß Kollagengewebe in der Lage ist, dissoziierte Wassermoleküle einzulagern. Dies bedeutet einen Festigkeitsverlust, da die polaren Gruppen im Verlauf der Fasern getrennt werden. Die Folge ist eine verminderte Festigkeit des Kollagengewebes.

Darüber hinaus weisen parallel angeordnete Fibrillen und Fasern (Sehne, Band) eine höhere Festigkeit auf als netzförmig angeordnete Fibrillen bzw. Fasern (Haut, Media der Arterien, Kollagengerüst von Milz, Leber, Lymphknoten, Nieren etc.). Somit liegt die Gewebefestigkeit eher im strukturellen Aufbau der Kollagenfasern begründet als im Kollagentyp, der im Gewebe vorliegt. Deswegen differieren auch die Angaben für die Festigkeit unterschiedlicher Proben (parallel bzw. netzförmig) erheblich, unabhängig vom Kollagengehalt bzw. Kollagentyp. Zudem ist die Festigkeit von Kollagengewebe neben der Organisation der Fasern auch von anderen Faktoren abhängig, z.b. Wassergehalt (Idealbereich 10–20%), Proteoglykangehalt, Länge der Fibrillen, Temperatur etc.

Die Reißdehnung von Kollagengewebe wird bei längsgerichtetem Faserverlauf, wie z.b. bei Sehnen und Bändern mit maximal 10–15% angegeben. Einzelne Fasern haben aber eine Reißdehnung von lediglich 0,03–0,04% (Dobrin 1978). Auch aus diesen Angaben wird ersichtlich, daß die Anordnung der Kollagenfasern in der Grundsubstanz (Proteoglykane) für die Festigkeit des Gewebes von entscheidender Bedeutung ist. Messungen des Elastizitätsmoduls von Kollagen sind somit prinzipiell nicht auf andere kollagenhaltige Gewebe übertragbar, sondern haben nur für das getestete Gewebe Gültigkeit.

4.3 Rupturverhalten der Arterienkollagene I und III

Nachdem die Stärke der Arterienmedia äußerst große Schwankungen aufzeigt und auch die proportionalen Anteile von Kollagen und Elastin bzw. Muskelfasern schwanken können, sind bei Dehnungen von Arteriensegmenten unter standardisierten Bedingungen große Unterschiede in den Meßwerten zu erwarten.

Dem Kollagen ist aber gerade in der Gefäßwand die entscheidende mechanische Festigkeit zuzuschreiben. Nicht selten zeigen Kollagenaufbaustörungen vornehmlich Blutungen und Gefäßrupturen. Vireninfekte von Mäuseembryos z.B., die gezielt die Kollagensynthese (Kollagen I) hemmen, zeigen Aortenrupturen bei der Totgeburt (Löhler 1984). Auch Mangelernährung erzeugt Gefäßwanddefekte, die sich durch Schleimhautblutungen äußern (fehlende Prolinhydroxylierung bei Vitamin-C-Mangel = Skorbut).

Die quantitative Stabilität des Kollagens bei Streßeinwirkung z.B. in Längsrichtung ist wegen der hohen Varianz daher weniger von Interesse als das Verhalten der einzelnen Gewebeschichten.

In diesem Zusammenhang soll es erlaubt sein, durch proportionalen Vergleich der Reißfestigkeit Anhaltspunkte für das Verhalten der einzelnen Gewebekomponenten zu bekommen. Nach Dobrin (1980) hat Kollagen eine ca. 400- bis 700fach höhere mittlere Reißfestigkeit als Elastin. Elastin wiederum eine ca. 10fach höhere mittlere Reißfestigkeit als glatte Muskulatur. Die mittlere Reißdehnung des Kollagens beträgt maximal 10–15, von Elastin 100–150, von glatter Muskulatur bis zu 300% (Heberer 1966).

Bei Überdehnung eines Gefäßes ist die dreidimensionale Scherengitterstruktur des Kollagen I in der Adventitia (Bucher 1962; Lang 1965) dem dreidimensionalen Netzaufbau von Kollagen III der Media, dessen Zwischenräume mit Muskelfasern etc. ausgefüllt sind, mechanisch bei weitem überlegen. Denn durch die langen Fasern der Adventitia und deren Scherengitteranordnung kann diese Struktur extrem lange einem Längszug nachgeben.

Bei Längsdehnung kommt es zwar zur Ausrichtung des Kollagen-III-Netzes in der Media, allerdings kann sich dieses Medianetz nicht bis zum Lumenkollaps weiter verengen, da die Zwischenräume des Netzes von Muskulatur, Elastin, Grundsubstanz usw. ausgefüllt sind. Es kommt zwar zur Lumenverkleinerung und Verhärtung der Gefäßwand aber nicht zur Lumenokklusion, d.h., die Dehnbarkeit des Mediakollagennetzes in Längsrichtung ist früher erschöpft als die der Adventitia, es wird eher zu einer Ruptur der Media kommen.

Nachdem Intima und Media nach Längsüberdehnung gerissen sind, retrahieren sich beide rupturierten Gefäßwandenden aufgrund der hohen Elastin- und Proteoglykananteile (Hardingham 1986), so daß sich die Adventitia aufgrund ihrer Scherengitterstruktur in den nun freiwerdenden Zwischenraum hineinziehen kann und als fadenförmige Struktur erscheint. Auf diese Weise erreicht die Adventitia zusätzlich Freiraum, was ihre Längsdehnbarkeit unterstützt. Dadurch ist eine erstaunliche Längenzunahme des Adventitiaschlauchs möglich, bevor er zu reißen beginnt.

Kommt es nach der Intima-Media-Ruptur zu keiner weiteren Dehnung, so entsteht das klinisch zu beobachtende „Sanduhrphänomen" der rupturierten Arterie und begünstigt das „Fingerfängerprinzip" der Adventitia gegenüber den Rupturenden des Gefäßes. Das „Fingerfängerprinzip" reicht aus, um die rupturierten Gefäßenden gegen den Blutdruck zu verschließen, was tierexperimentell nachgewiesen werden konnte (s. Kap. 8).

Die Verformungen des Adventitiagewebes bei Längsüberdehnung sind aber per se nicht reversibel, wie auch bei Kollagengewebe gefunden werden konnte, das mittels Elastase vom elastischen Material befreit wurde (Viidik 1973).

Wie bereits weiter oben ausgeführt, werden die Kollagenfasern aus dem Verbund herausgezerrt. Durch ungleich lange Fasern, die zudem längsversetzt angeordnet sind, entsteht so das Bild der Ausfransung mit spitz zulaufendem Adventitiaschlauch bei Komplettruptur. Das Ausfransen der Adventitia ist am ehesten mit dem Reißverhalten von Filzgewebe vergleichbar, das man sich als Schlauch mit dreidimensional scherengitterartig angeordneten Fasern vorzustellen hat.

Somit überbietet die Adventitia die übrigen Gefäßwandstrukturen an relativer Dehnbarkeit nicht aufgrund ihrer eigentlichen Komponenten, sondern mit Hilfe ihrer makroskopischen Struktur. Hinzu kommt der Umstand, daß Adventitia und Media nicht miteinander in direkter Verbindung stehen. Dies ist eine Eigenheit dieser benachbarten Strukturen, die zur Folge hat, daß sich Adventitia und Media leicht voneinander lösen können.

Anders verhält es sich bei der Ruptur des dreidimensionalen Kollagen-III-Netzes der Media. Die Ruptur der Media verläuft bei Überdehnung stets zirkulär senkrecht zur Gefäßachse. Der Grund dafür ist primär sicherlich im nahezu zirkulären Aufbau der Muskelfasern und deren Begleitstrukturen zu sehen. Eine andere mögliche Eklärung könnte folgendermaßen diskutiert werden:

Aus der Materialprüfung ist bekannt, daß gerade bei Dehnungsversuchen eines biologischen Materials zwischen 2 starren Klemmbacken häufig ein Abreißen des Prüfmaterials direkt an der Klemmbacke erfolgt (sog. „Klemmenreißer"; Arnold 1974). Dies wird durch die Spannungskonzentration am Übergang vom Prüfmaterial zum Fixationspunkt bedingt. Aus diesem Grund müssen Gewebeanteile in einer speziellen Form (Hantelform) zurechtgeschnitten werden, um das Abreißen an der Klemme zu verhindern.

Ähnlich könnte es sich bei einem dreidimensionalen Netz verhalten: Rupturiert eine Faser zwischen 2 Befestigungspunkten, werden bei andauernder Krafteinwirkung die benachbarten Fasern stärker gespannt und reißen an den gleichen Befestigungspunkten (Spannungskonzentration). Es entsteht ein Reißverschlußeffekt mit Fortleitung der Ruptur in eine Richtung, ohne daß das Netz auffasern würde. Nach Benninghoff (1930); Hartung (1976); Jaeger (1966) sowie Vaishnav (1973) findet sich eine Spannungskonzentration bei Längsdehnung des Gefäßes subintimal und fällt nach peripher ab. Damit wäre der Rupturbeginn subintimal erklärbar, da es hier zu einer schnelleren Ausdehnung der Kollagenfasern kommt. Von hier aus leitet sich die Ruptur dann zirkulär und radiär fort, nachdem auch in diesen Richtungen die Spannung von innen nach außen abfällt. Somit ergibt sich eine „glatte" Rupturfläche senkrecht zur Gefäßachse.

4.4 Zusammenfassung

Die Arterienwand ist als Kompositmaterial mit einer komplexen Struktur versehen (Kenedi 1975). Entsprechend ihren physiologischen Aufgaben finden sich neben glatten Muskelzellen und Grundsubstanz nicht nur elastische Komponenten, sondern auch relativ starre Komponenten in Form von Kollagenfasern. In der Media haben die Kollagenfasern vorwiegend bindegewebige Aufgaben, während sie im Bereich der Adventitia ihre Funktion mit Aufhängung des Gefäßes im umliegenden Gewebe erfüllen sowie als Überdehnungsschutz wirken.

Um die starren Bestandteile (Kollagenfasern) in dem elastischen Verbund wirkungsvoll einzuflechten, ist das Kollagengerüst der Media als dreidimensionales Netz aufgebaut. Im Bereich der Adventitia liegt eine scherengitterförmige Anordnung der Kollagenfasern vor. Auf diese Weise kann sowohl das Kollagennetz der Media als auch die Faserstruktur der Adventitia den Elastizitätsschwankungen der Gefäßwand nachgeben. Nur bei extremer Längsdehnung rupturiert das Kollagennetz der Media, wobei dei Faserstruktur der Adventitia noch eine weitere Dehnung im Sinne einer Faserumstrukturierung zuläßt. Auf diese Weise entsteht das Sanduhrphänomen bei Gefäßrupturen.

Aufgrund der unterschiedlichen Zusammensetzung der Arterienwand und deren Bestandteile ist die Längsdehnung bis zur Ruptur äußerst unterschiedlich. Die Infrastruktur der einzelnen Kollagenfasern läßt die numerische Angabe eines Elastizitätskoeffizienten für Kollagen nur bedingt zu. Allerdings folgt Kollagen bestimmten biomechanischen Gesetzen, so daß es innerhalb des Kollagennetzes im Falle einer Ruptur zu einer reißverschlußartigen Auflösung des Netzes kommt. Aus diesem Grund erscheint die Rupturebene der Gefäßwand glatt und zirkulär, während die Adventitia aufgrund ihrer Struktur bei Überdehnung zipfelig ausfasert.

Die biomechanischen Eigenheiten des Kollagens erstrecken sich nicht nur auf isolierte Gefäßabschnitte, sondern treffen auch für den Bereich der Gefäßabgänge zu, da unterhalb von großen Gefäßabgängen die Kollagenfasern deutlich vermindert sind (Baum u. Thienel 1904), die Stelle der Abzweigung selbst aber verdickt ist (Thoma 1920). Für diesen Bereich und für die bindegewebige Fixierung von Gefäßen z.B. an Knochen gilt die Beobachtung der sog. „Klemmenreißer" in der

Materialprüfkunde, d.h. Spannungskonzentration an Fixationspunkten mit Bildung einer Prädilektionsstelle für Rupturen hinter diesen Fixationspunkten.

Aufgrund der großen individuellen Schwankungen ist eine genaue Kraft nicht bestimmbar, die zur vollständigen Ruptur einer Arterie notwenig ist. Allerdings erklären die anatomisch-physiologischen Verhältnisse der Arterienwand die typischen Lokalisationen einer Gefäßruptur und deren klinische Erscheinungsform bei Überdehnungsverletzungen.

5 Experimentelle Läsionen an isolierten Arteriensegmenten

5.1 Einleitung und Zielsetzung

Im Gegensatz zum scharfen Gefäßtrauma mit meist erheblicher arterieller Blutung handelt es sich bei Frakturen und Luxationen in der Regel um stumpfe Arterienläsionen. Die Gefäßläsion selbst erscheint als Einblutung in die Arterienwand („Kontusion"), fadenförmige Veränderung oder komplette Ruptur des betroffenen Gefäßabschnitts.

Geschlossene Luxationen und Frakturen mit benachbarten Gefäßläsionen lassen angiographisch erkennen, daß ein direkter Zusammenhang zwischen Traumamechanismus und begleitendem Gefäßschaden vorliegen muß. Bei der Luxation eines Gelenks mit kompletter Kapsel-Band-Zerreißung kommt eigentlich nur ein Überdehnungstrauma des Gefäßes in Frage. Frakturen mit Unterbrechung der Arterie auf Frakturhöhe lassen die Vermutung zu, daß Knochenkanten die Ursache für die Gefäßläsion sein können. Aus diesen Überlegungen heraus wurden für die experimentelle Imitation der beiden Vorgänge folgende Anordnungen gewählt:

- Überdehnung eines Gefäßes in Längsrichtung,
- Überdehnung eines Gefäßes über eine Kante,
- direkt auf das Gefäß einwirkendes Trauma.

Ziel dieser experimentellen Untersuchungen sollte es sein, die verschiedenen, klinisch beobachteten Läsionsformen soweit wie möglich zu imitieren und eine eventuelle Auswirkung der Gefäßwandschichten auf die Hämostase zu ergründen. Die histologischen Befunde der experimentell gewonnenen Präparate wurden mit Präparaten verunfallter Patienten verglichen. Die daraus gewonnenen Erkenntnisse sollten Grundlage für ein Tierexperiment sein.

5.2 Vorversuche

An 10 isolierten Segmenten der Femoralisarterien von Schafkadavern wurden Vorversuche durchgeführt, um die Versuche an menschlichen Gefäßen zu optimieren. Die isolierten Gefäßsegmente von ca. 4–6 cm Länge wurden in einer elektronischen Prüfmaschine (s. Abb. 28) gedehnt. Wiederholt kam es zum Abriß des Gefäßes an den Klemmbacken. Das Auftrennen der Gefäße entlang der Gefäßachse, um die empfohlene „Hantelform" des Prüfmaterials anfertigen zu können, erschien für die gestellte Zielsetzung nicht sinnvoll. Verschiedene Modifikationen der Klemmbacken erbrachten ebenfalls unbefriedigende Ergebnisse.

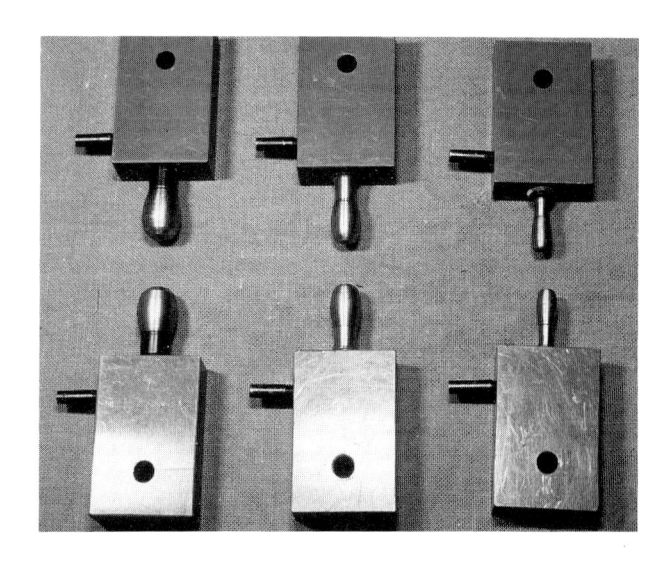

Abb. 25. Form der „Oliven", die zur Befestigung der Arteriensegmente verwendet wurden. Seitlich ist der Stutzen zu erkennen, an dem der Silikonschlauch zur drucklosen Perfusion des Präparats mit Ringer-Lösung befestigt wurde (genaue Maße s. Abb. 26).

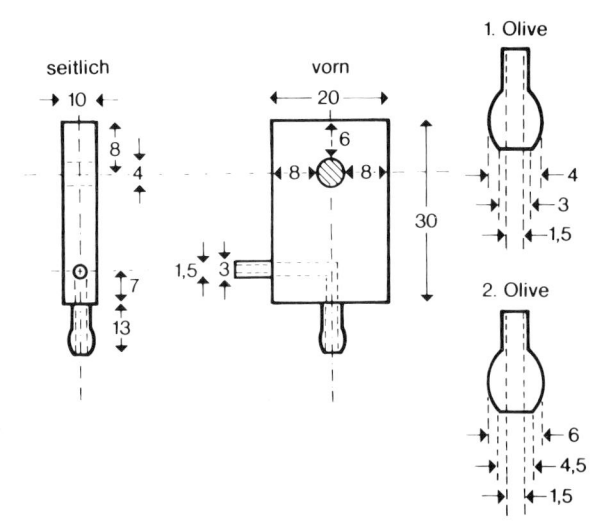

Abb. 26. Maße für die verwendeten Oliven mit Kunststoffblökken und Perfusionskanal (Angaben in mm).

Erst die Konstruktion von „Oliven" (Abb. 25, 26) ermöglichte eine Ruptur des Gefäßes zwischen den Fixationspunkten. Die Oliven wurden aus Metall in verschiedenen Größen entsprechend den Gefäßdurchmessern angefertigt. Die Gefäße wurden über die Oliven gestülpt und dahinter mit Mersilenefäden[1] der Stärke 0 befestigt. Auf

---
[1] Fa. ETHICON, Hamburg.

diese Weise gelang im Bereich der Gefäßfixation eine Minderung der hier auftretenden Spannungsspitzen. Die Oliven hatten einen zentralen Kanal, über den Ringer-Lösung zum Befeuchten des Präparats geleitet wurde. Zudem waren die Oliven an einem Kunststoffblock befestigt, der senkrecht zur Zugrichtung schwenkbar war und somit eine Ablenkung des Gefäßes aus der Vertikalen zuließ.

Die Befestigung des Präparats an den Oliven stellte ein weiteres Problem dar. Bei der Verwendung einfacher Fäden wurde häufig das Gefäß derart gequetscht, daß beim Dehnungsversuch das Präparat an dieser Stelle riß. Bei zu schwacher Fixation rutschte das Gefäß von der Olive ab. Auch die Verwendung von Draht bzw. eines mit einem Infusionsschlauch armierten Drahtes lieferten ähnliche Ergebnisse. Erst die Befestigung mit sog. „Ratschenbändern" verbesserte die Ergebnisse. Diese Kunststoffbänder, die in der Elektrotechnik zum Befestigen von Kabeln verwendet werden, lassen sich fast stufenlos von 33 auf 1,6 mm Durchmesser zusammenziehen. Die verwendete Breite betrug 3 mm und bewirkte so eine breitflächige Verteilung der Kraft (Abb. 27). So ließen sich „Klemmenreißer" bzw. „Abrutscher" vermeiden, die Ruptur erfolgte im Verlauf des Gefäßes zwischen den Oliven.

5.3 Material

Nachdem es das Ziel der experimentellen Versuche war, eine qualitative Aussage über das Verhalten der Arterienwand bei Längsüberdehnung zu treffen, wurden Primärversuche bei frischen Präparaten vorgenommen (innerhalb von 24 h wie von Viidik 1973 empfohlen), danach bei konservierten Arterien (–18°C, Rigby 1959). Größte Sorgfalt

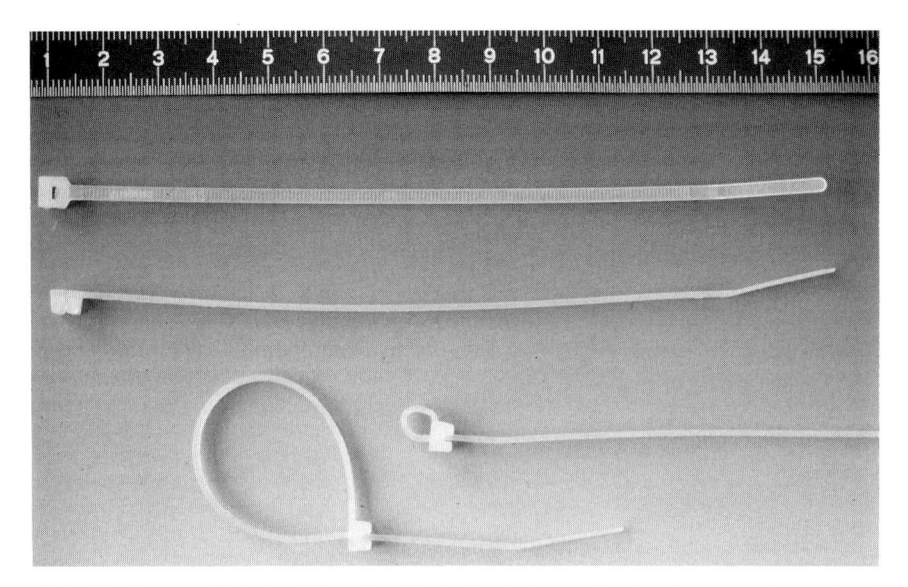

Abb. 27. Kunststoffbänder („Ratschenbänder") mit denen die Arteriensegmente an den „Oliven" befestigt wurden.

wurde bei der Verwahrung der Arterien auf das feuchte Milieu gelegt sowie auf das schonende Auftauen gefrorener Präparate.

Für die Versuche an isolierten menschlichen Arteriensegmenten wurden die Präparate von amputierten Beinen verwendet. Die Präparate stammten von 13 Patienten im Alter zwischen 16 und 60 Jahren, hiervon waren 11 männlich und 2 weiblich. Es handelte sich überwiegend um Patienten, bei denen aufgrund eines Malignoms eine Oberschenkelamputation durchgeführt werden mußte. In 2 Fällen lag eine traumatische Hemipelvektomie vor. Die Präparate wurden schonend aus den Amputaten präpariert, wobei Abschnitte der A. poplitea und der A. femoralis gewonnen werden konnten (Tabelle 1, 2). Zur Anwendung kamen nur makroskopisch unveränderte Gefäße.

Vor Durchführung der Versuche wurden die Präparate jeweils in 30–40 mm lange Teilstücke zerschnitten, so daß insgesamt 72 Präparate geprüft werden konnten. Es wurden sowohl Teilstücke mit als auch ohne Gefäßabgänge verwendet. Der Truncus tibiofibularis wurde mitverwendet. Aufgrund der begrenzten zeitlichen Laborverfügbarkeit und der geringen Präparatezahl wurden alle Teilstücke eines Patientenpräparats entweder frisch oder nach Konservierung verwendet.

5.4 Versuchsaufbauten

Für die Dehnungsversuche wurde eine elektronische Universalprüfmaschine[2] mit angeschlossener Elektrokraftmeßdose verwendet. Angekoppelt war ein elektronischer xy-Schreiber, der über die Kraftmeßdose die auftretenden Zugkräfte gegen den zurückgelegten Weg (Gefäßstreckung absolut) aufzeichnete. Bei dieser Versuchsanordnung waren die Gefäßsegmente vertikal eingespannt, die obere Fixierung mit Kraftmeßdose war fest (Querhaupt), die untere vertikal verschieblich (Traverse) (Abb. 28), d.h., die Traverse bewegte sich gegenüber dem Querhaupt in der angegebenen Versuchsge-

Tabelle 1. Versuchsmaterial (Oberschenkelamputate, $n = 13$)

Patient	Geschlecht	Alter [Jahre]	Diagnose	Gefäßabschnitt
1	Männlich	16	Osteosarkom	A. femoralis, A. poplitea
2	Männlich	17	Osteosarkom	A. femoralis, A. poplitea
3	Männlich	24	Ewing-Sarkom	A. poplitea
4	Männlich	25	Traumatische Hemipelvektomie	A. femoralis, A. poplitea
5	Männlich	29	Traumatische Hemipelvektomie	A. femoralis, A. poplitea
6	Männlich	36	Retikulum-Zell-Sarkom	A. femoralis, A. poplitea
7	Männlich	39	Chondrosarkom	A. femoralis, A. poplitea
8	Männlich	41	Fibrosarkom	A. poplitea
9	Männlich	50	Chondrosarkom	A. femoralis, A. poplitea
10	Männlich	50	Chondrosarkom	A. femoralis, A. poplitea
11	Weiblich	59	Chondrosarkom	A. poplitea
12	Männlich	60	Retikulum-Zell-Sarkom	A. femoralis, A. poplitea
13	Weiblich	60	Chondrosarkom	A. femoralis, A. poplitea

[2] Fa. Zwick, Ulm/Einsingen, Modell 1487.

Tabelle 2. Anzahl der Präparate und Art der Versuche

Patient	Anzahl der Präparate	Versuchsarten					
		Sub-maximale Dehnung	Dehnung und Ruptur	Ange-schnitten und gedehnt	Längs-gespalten und gedehnt	Dehnung über Kante	Pendel-schlag
1	4	3	1				
2	5	4	1				
3	4	4					
4	8		8				
5	8		2			6	
6	6						6
7	6		2	3	1		
8	3	3					
9	6						6
10	7		1		1	5	
11	4						4
12	5	2	1		1	1	
13	6	6					
	72	22	16	3	3	12	16

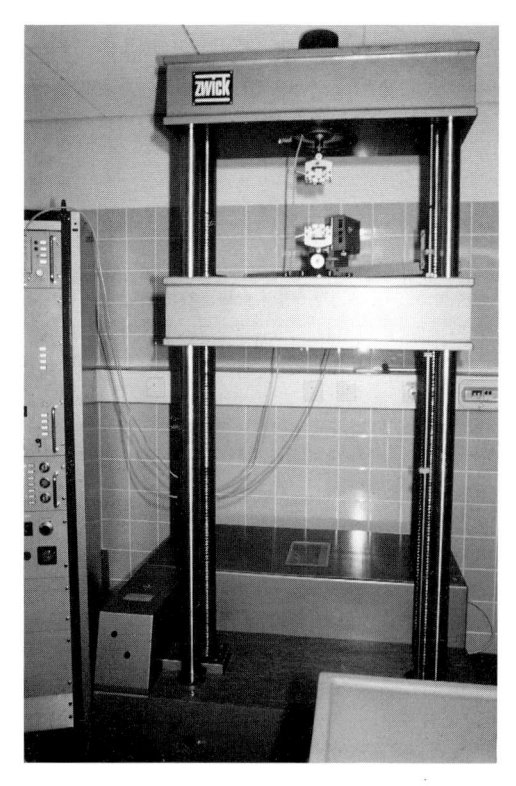

Abb. 28. Mechanisch betriebene Universalprüfmaschine. Die Traverse bewegt sich gegenüber dem Querhaupt, in dem eine Kraftmeßdose integriert ist. Am linken Bildrand ist der Geräteturm mit dem elektronisch betriebenen xy-Schreiber erkennbar.

schwindigkeit. Um die Längsdehnbarkeit des Gefäßsegments über eine Knochenkante simulieren zu können, waren die Kunststoffblöcke mit den Oliven so fixiert, daß eine Ablenkung des Gefäßes aus der vertikalen Richtung möglich war (Abb. 29).

Nachdem die Zwick-Universalprüfmaschine mit ihrer mechanisch betriebenen Spindel lediglich eine maximale Geschwindigkeit von 3,3 mm/s zuließ, wurden zusätzlich Versuche an einer hydraulisch betriebenen Prüfmaschine[3] vorgenommen. Dabei waren Dehnungsgeschwindigkeiten von 33,3, 200 sowie 320 mm/s möglich. Auch bei dieser Versuchsanordnung erfolgte das Aufzeichnen einer Kraft-Dehnungs-Kurve über einen angeschlossenen xy-Schreiber, die Projektion des Kurvenverlaufs auf einen Monitor war dabei möglich (Abb. 30, 31).

Für die Versuche zur Simulation schnell einwirkender, seitlicher Kräfte wurde ein Pendelschlagwerk[4] mit Pendelschlaghammer nach Charpy verwendet (Abb. 32). Dabei handelte es sich um eine Schlagkante mit halbrundem Querschnitt von 4 mm Durchmesser. Die Kunststoffblöcke mit den Oliven wurden bei diesen Versuchen auf Schlitzlochplatten montiert, die eine genau definierte, prozentuale Vordehnung der Gefäße ermöglichten (Abb. 33, 34). Die Gefäße waren horizontal eingespannt und die Kunststoffblöcke in Horizontalrichtung frei beweglich, so daß bei diesen Versuchen ebenfalls eine axiale Ablenkung des Segments beim Pendelschlag möglich war. Der Schlaghammer traf im unteren Scheitelpunkt in 90° zur Gefäßlängsachse auf. Um ein unkontrolliertes Durchschlagen des Pendels zu vermeiden, wurde in bestimmten Entfernungen hinter dem Gefäß ein Schaumstoffpolster befestigt, das in etwa Muskulatur und Weichteile simulierte (Abb. 35, 36).

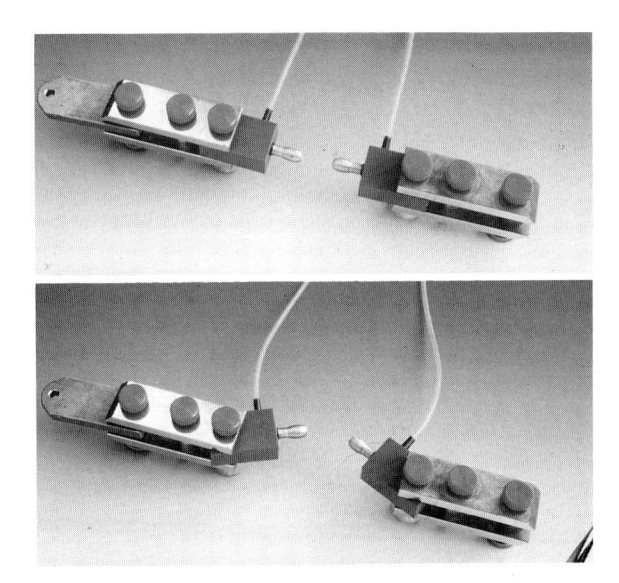

Abb. 29. Die „Oliven" wurden so eingespannt, daß sie in vertikaler Richtung gelenkig waren.

---

[3] Fa. Schenk, Darmstadt, Servohydraulische Materialprüfmaschine (Nennkraft 63 kN).
[4] Fa. Frank, Mannheim/Rheinau, Modell 565 K.

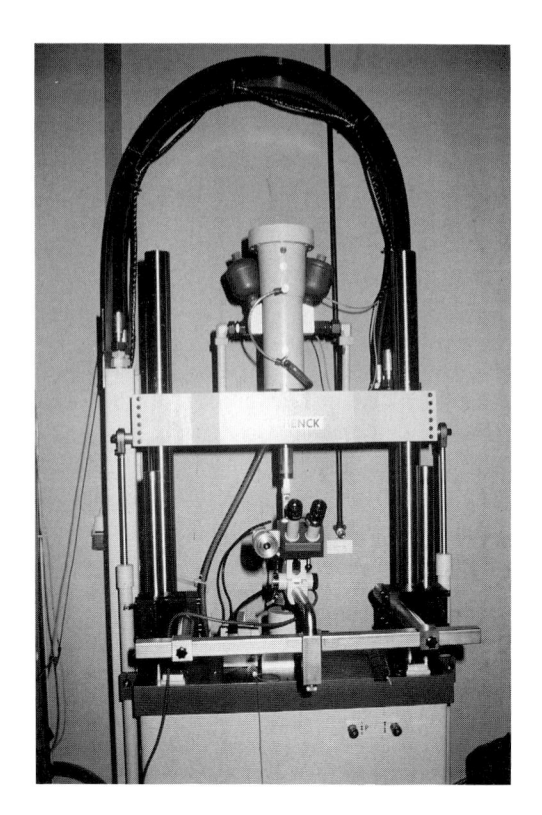

Abb. 30. Hydraulisch betriebene Materialprüfmaschine mit einer Nennkraft von 63 kN. Die Kraftmeßdose befindet sich im Sockel, der bewegliche Teil der Versuchsanordnung (Kolben) ist im oberen Geräteteil erkennbar. Im Vordergrund der Versuchsanordnung ist die Lupe zu sehen, mit der der Dehnungsvorgang beobachtet werden konnte.

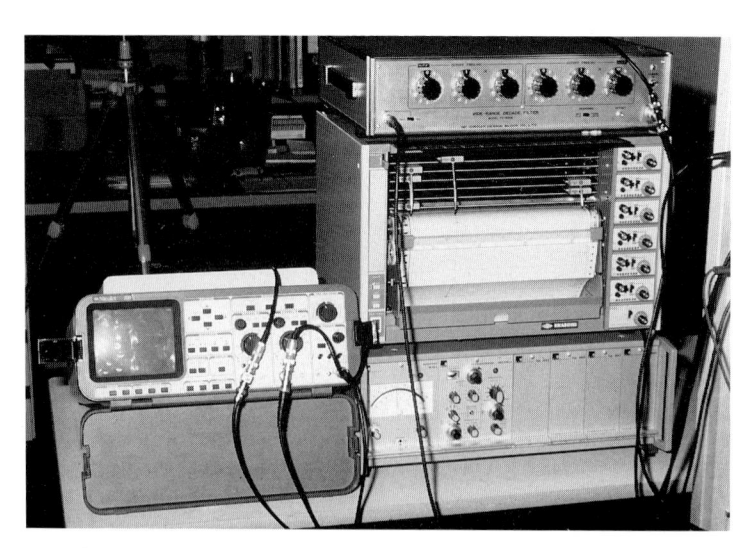

Abb. 31. Der elektronisch betriebene xy-Schreiber, der an der Prüfmaschine angeschlossen war, ist auf der *rechten Bildseite* zu sehen. Darüber hinaus konnten die Kraft-Dehnungs-Kurven auf einen Bildschirm projiziert werden (*linke Bildseite*).

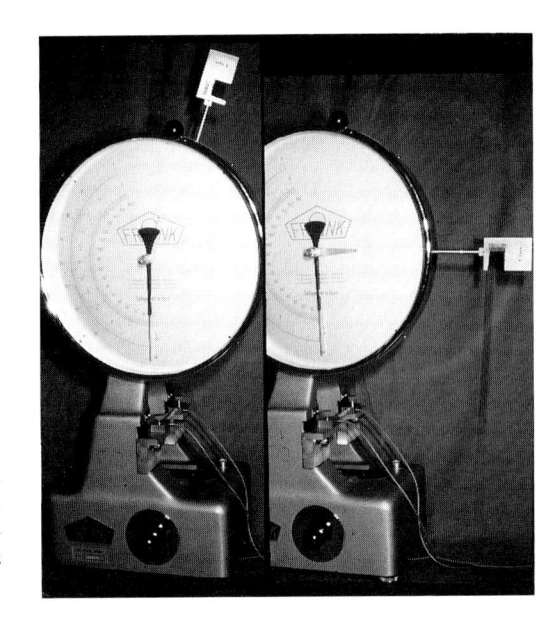

Abb. 32. Pendelschlagwerk. Das Pendelmoment betrug 5 kpcm. Die Schlagenergie wurde bei einem Teil der Versuche durch einen Pendelschlag aus halber Höhe vermindert.

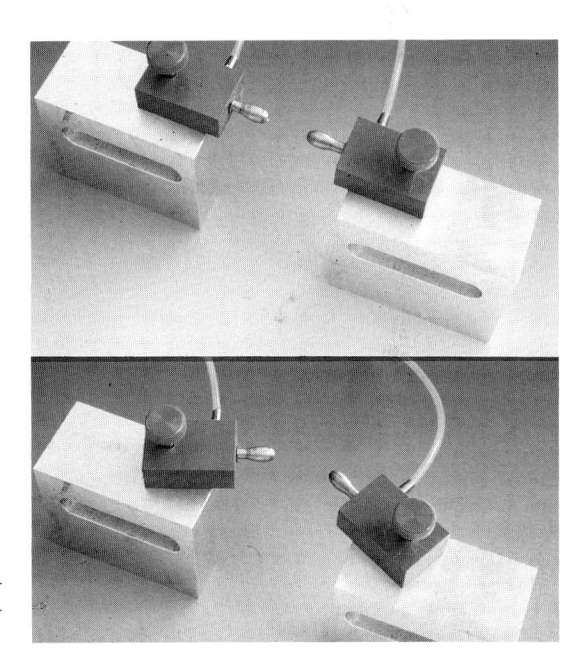

Abb. 33. Anordnung der „Oliven"-Befestigung beim Pendelschlagversuch (genaue Maße s. Abb. 34)

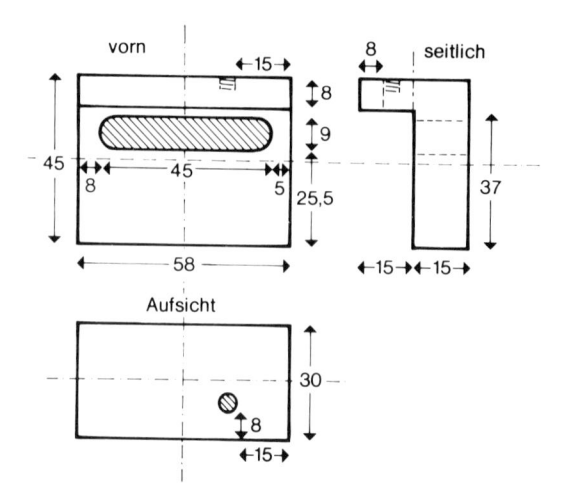

Abb. 34. Maße für die Schlitzlochplatten, die bei den Pendelschlagversuchen verwendet wurden (Angaben in mm).

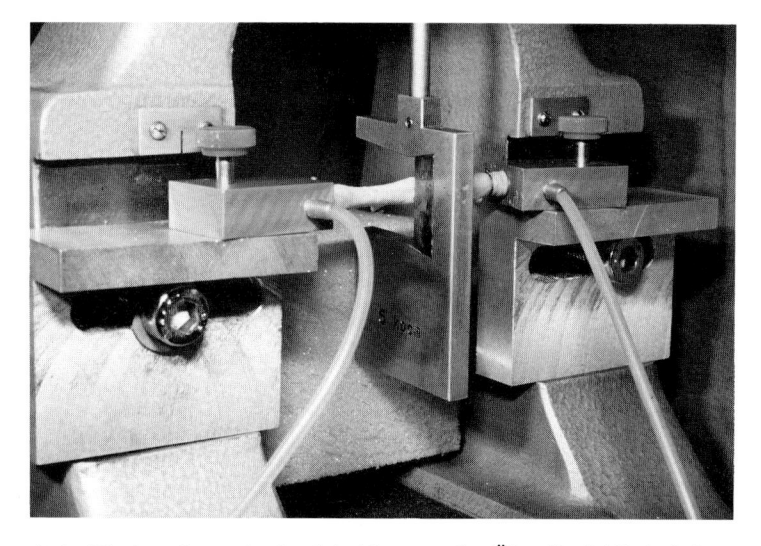

Abb. 35. Anordnung der Pendelschlagversuche. Über die Schlitzlochplatten war eine Vordehnung des Gefäßsegments möglich, die „Oliven" waren in horizontaler Richtung beweglich (genaue Maße der Versuchsanordnung s. Abb. 36).

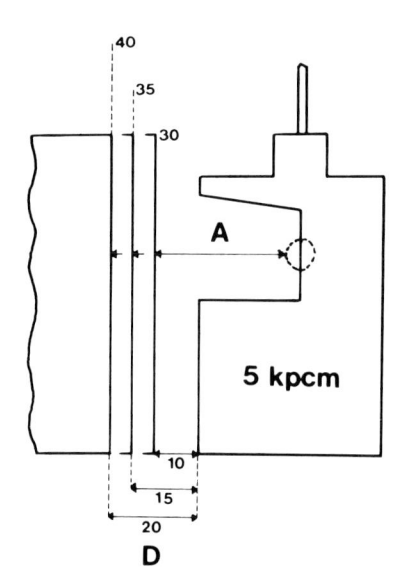

Abb. 36. Anordnung der Pendelschlagversuche. Auf der linken Seite Darstellung des Schaumstoffblocks, der in verschiedenen Abständen vom Gefäß befestigt wurde (Abstand *A* in mm). Die Ablenkung des Gefäßes durch den Pendelschlag war konstruktionsbedingt kleiner (Strecke *D* in mm).

Zur Auswertung der histologischen Präparate wurde ein Universalmikroskop[5] mit Durchsichtbeleuchtung verwendet, als Beleuchtungsquelle diente eine Xenonhochdrucklampe mit 150 W. Die histologischen Fotos wurden mit einer automatischen Mikroskopkamera[6] aufgenommen. Für die Aufnahmen wurden Kodacolor-100-Kleinbildfilme verwendet bzw. Kodak-TMX-100-Schwarzweißfilme für die histologischen Aufnahmen.

5.5 Methodik

Die Manipulationen an den Gefäßsegmenten wurden möglichst schonend und atraumatisch vorgenommen. Die Segmente wurden an 2 den Gefäßdurchmessern angepaßten Oliven befestigt und diese in den Versuchsaufbau eingespannt. Es erfolgte eine drucklose, permanente Perfusion der Segmente mit Ringer-Lösung, um ein Austrocknen des Gewebes zu vermeiden. Die Versuche wurden bei Raumtemperatur durchgeführt, was nach den Erkenntnissen von Viidik (1973) der Situation in vivo gleichgesetzt werden kann.

5.5.1 Dehnungsversuche

Besonderes Interesse bei den Dehnungsversuchen galt den Elastizitätsverhältnissen der Arterienwand. Eine Kontinuitätsunterbrechung bei Arterien vom muskulären Typ sollte nach Staubesand (1955) aufgrund der Elastizitätsverhältnisse innerhalb der Arte-

---

[5] Orthoplan, Fa. Leitz, Wetzlar.
[6] Orthoplan, Fa. Leitz, Wetzlar.

rienwand zur Einstülpung (Einrollung, Invagination) der Wand führen und das Lumen selbsttätig verschließen können. Deshalb wurden innerhalb der Dehnungsversuche verschiedene, modifizierte Unterversuche durchgeführt.

5.5.1.1 Dehnung ohne Ruptur ($n = 20$)

Durch langsame Dehnung (3,3 mm/s) wurde versucht, eine gezielte Intimaläsion zu erreichen, um die Begriffe der „Intimaläsion" bzw. „Intimaeinrollung" nachvollziehen zu können. Dabei wurde so vorgegangen, daß bei Abnahme der Kraft-Dehnungs-Kurve im 2. linearen Bereich – als Hinweis für eine drohende Gefäßruptur – der Dehnungsvorgang gestoppt wurde bzw. die Dehnungsstrecke mit derselben Geschwindigkeit zurückgefahren wurde. In den Vorversuchen hatte es sich nämlich anhand der aufgezeichneten Kraft-Dehnungs-Kurve gezeigt, daß die Gefäßruptur kurz nach dem 2. linearen Kurvenanstieg erfolgte, wenn die Kurve bogenförmig den höchsten Punkt erreicht (s. auch S. 18).

5.5.1.2 Dehnung mit Ruptur ($n = 16$)

Bei diesen Versuchen wurden die Gefäße mit unterschiedlicher Geschwindigkeit gedehnt (v = 3,3 mm/s, $n = 6$; v = 33,3 mm/s, $n = 5$; v = 200 mm/s, $n = 3$; v = 320 mm/s, $n = 2$) und rupturiert bis lediglich noch ein fadenförmiger Adventitiastrang erhalten und die Kraft-Dehnungs-Kurve auf die Nullinie zurückgegangen war.

5.5.1.3 Dehnung und Ruptur angeschnittener Gefäße ($n = 3$)

Die Gefäßsegmente wurden vor Versuchsbeginn in der Mitte 1,5 mm tief eingeschnitten. Die Schnittrichtung erfolgte dabei einmal in 45° zur Gefäßachse nach proximal, einmal senkrecht zur Gefäßachse bzw. einmal in 45° zur Gefäßachse nach distal. Es wurde eine Komplettruptur herbeigeführt (Dehnungsgeschwindigkeit v = 3,3 mm/s) und die Richtung des Risses makroskopisch überprüft.

5.5.1.4 Dehnung und Ruptur aufgeschnittener Gefäße ($n = 3$)

Die Gefäße wurden längs aufgeschnitten und flach direkt in die Klemmbacken der Prüfmaschine eingespannt. So konnte der Verlauf der Intima-Media-Ruptur direkt verfolgt werden (Dehnungsgeschwindigkeit v = 3,3 mm/s).

5.5.1.5 Dehnung und Ruptur über eine Kante ($n = 12$)

Es erfolgte eine Dehnung über ein Widerlager, das in der Mitte des Gefäßes angebracht war und dieses aus der axialen Richtung 9–30 mm ablenkte. Als Widerlager diente ein Metallspatel mit abgerundeter Kante (Dicke 1,5 mm). Vollständige Zerreißung bis die Kraft-Dehnungs-Kurve die Nullinie erreichte (Dehnungsgeschwindigkeit v = 3,3 mm/s, $n = 6$; v = 33,3 mm/s, $n = 5$; v = 320 mm/s, $n = 1$).

5.5.2 Pendelschlagversuche (n = 16)

Im Vordergrund für diese Versuche stand die Frage, wie das Arteriengewebe auf ein rasch einwirkendes seitliches Ereignis (Rasanztrauma) reagiert. Anhand der Dehnungsversuche mit verschiedenen Geschwindigkeiten konnte festgestellt werden, daß höhere Dehnungsgeschwindigkeiten eine Ruptur bereits bei 80% Dehnung induzierten (s. Tabelle 11). Um die Wirkung des Pendelschlags mit den Überdehnungsversuchen vergleichen zu können, wurden die Gefäßsegmente um 40–50% vorgedehnt. Der Pendelschlag wurde durch Veränderung der Pendelhöhe zusätzlich variiert.

Eine Versuchsserie wurde mit einem Pendelmoment von 5 kpcm durchgeführt ($n = 10$). Bei einer 2. Versuchsserie wurde das Pendelmoment auf die Hälfte reduziert ($n = 6$), indem das Pendel in der Mitte zwischen oberem und unterem Scheitelpunkt fixiert wurde (Abb. 32). Die Aufzeichnung einer Kraft-Dehnungs-Kurve war in diesen Fällen technisch nicht möglich.

Entsprechend dem Versuchsaufbau wurde das Segment von einer Pendelkante (Durchmesser 4 mm) in der Mitte getroffen (Abb. 35). Bei vollem Pendelausschlag (5 kpcm) entspricht dies einer linearen Beschleunigung von 114 g mit 10 km/h, bei halber Pendelhöhe (2,5 kpcm) einer Linearbeschleunigung von 114 g mit 7,4 km/h. Um ein Durchschlagen des Pendels zu vermeiden, wurde ein Schaumstoffblock hinter dem Präparat befestigt (Abstand D: 30, 35, 40 mm, Abb. 36). Das Gefäß wurde dabei – bedingt durch die Form des Schlaghammers – 10, 15 bzw. 20 mm aus der axialen Richtung abgelenkt (Abb. 36).

5.5.3 Biomechanische Messungen

Vor Beginn des Dehnungsversuchs wurde die Länge des Präparats bestimmt: Nach der Befestigung an den Oliven mittels Ratschenbändern wurde das Segment in die Prüfmaschine eingelegt, so daß gerade eben keine Spannung im System entstand. In diesem Zustand wurde die Länge L zwischen den Spitzen der Oliven im Gegenlicht gemessen. Da die Verformung der Gefäße im Bereich der Oliven nicht in gleicher Weise zu erwarten war wie im mittleren Präparateanteil, wurden die Segmentanteile über den Oliven nicht mitgemessen. Bei gleich langen Oliven kann aber mit ähnlicher Fehlerquote bei allen Versuchen gerechnet werden.

Nach den Versuchen ließen sich die Dehnung und die Kraft zum Zeitpunkt der Ruptur anhand der Kraft-Dehnungs-Kurven ermitteln. Unberücksichtigt blieben dabei individuelle Unterschiede und Segmentveränderungen, wie z.B. Abgänge von Gefäßästen, unterschiedliche Olivengrößen bei Diskrepanz im Durchmesser proximal und distal des Segments, Dauer der Konservierung etc. Auf ein „preconditioning" wurde verzichtet.

5.5.4 Auswertung der Kraft-Dehnungs-Kurven

Bei Längszug eines Arteriensegments erhält man eine charakteristische Kraft-Dehnungs-Kurve (Roach 1957), so daß einzelne Punkte im Kurvenverlauf bestimmt werden können (Abb. 37).

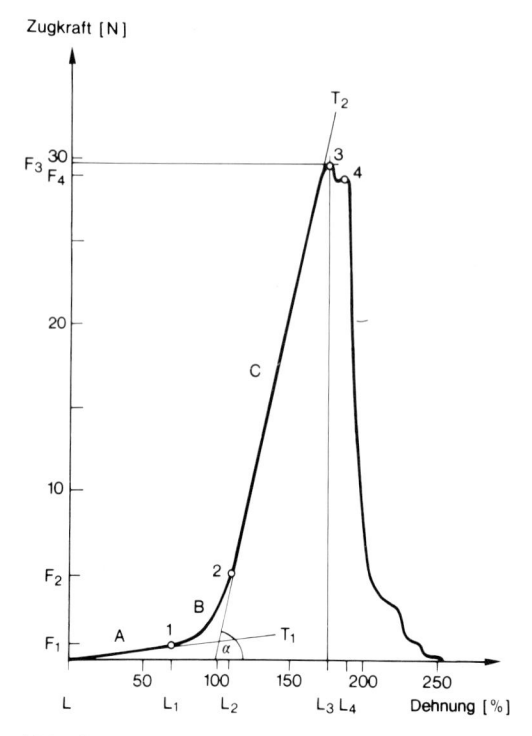

Abb. 37. Typische Kraft-Dehnungs-Kurve eines Arteriensegments (Versuch 2, Tabelle 5). *Dehnung* prozentuale Längenzunahme von der Ausgangslänge (L) während des Dehnungsvorgangs; L_1–L_4 prozentuale Dehnung des Gefäßsegments am Kurvenpunkt 1, 2, 3 bzw. 4; *Zugkraft* Kraftaufwand (F) in N während des Dehnungsversuchs; F_1–F_4 Zugkraft während des Dehnungsversuchs am Kurvenpunkt 1, 2, 3, bzw. 4; *A* erster linearer Kurvenabschnitt; *B* („elastisch-kollagener") Übergangsbereich; *C* 2. linearer Kurvenabschnitt; T_1 Tangente, die dem 1. geradlinigen Kurvenabschnitt angelegt werden kann; T_2 Tangente, die dem 2. geradlinigen Kurvenabschnitt angelegt werden kann; *1* Umschlagpunkt vom Kurvenabschnitt *A* zum Kurvenabschnitt *B*; *2* Umschlagpunkt vom Kurvenabschnitt *B* zum Kurvenabschnitt *C*; *3* höchster Umschlagpunkt der Kraft-Dehnungs-Kurve (bei Rupturversuchen = Ruptur von Intima und Media); *4* Beginn der Adventitiaruptur; α Winkel zwischen 2. linearen Kurvenanstieg und Abszisse

- Punkt 1 wurde bestimmt durch das Anlegen einer Tangente (T_1) an den 1. geradlinigen Abschnitt der Kurve.
- Punkt 2 stellt den unteren Treffpunkt dar, den die Tangente T_2 mit dem 2. geradlinigen Kurvenabschnitt bildet.
- Punkt 3 bestimmt den höchsten Punkt der Kraft-Dehnungs-Kurve, bei Rupturversuchen ist dies der Ort der Intima-Media-Zerreißung.
- Punkt 4 zeigt einen 2. Gipfel (oder Plateau) an, der den Beginn der Adventitiaruptur darstellt.

Zu jedem Kurvenpunkt kann eine Kraft F (in N) und eine Längenänderung des Präparats L (in % zur Ausgangslänge) bestimmt werden (F_1–F_4 bzw. L_1–L_4). Die Dehnung wurde errechnet aus der Ausgangslänge des Präparats L = 100% und dem zurückgelegten Weg der Traverse L_x nach der Formel $\frac{L_x - L}{L} \cdot 100\%$.

Ausgehend vom Nullpunkt wird die Kraft-Dehnungs-Kurve durch die Punkte 1 und 2 sowie durch die Tangenten T_1 und T_2 in die Abschnitte A, B und C geteilt. Nach Roach (1957) wird der Kurvenabschnitt A durch das Elastin der Gefäßwand bedingt, Abschnitt C durch das Kollagen.

Der Schnittpunkt der Tangente T_2 mit der Abszisse bildet einen Winkel α, dessen Tangens ein Maß für die Steifigkeit des Prüfmaterials in dieser Dehnungsphase darstellt (proportionaler Spannungsaufwand zur Dehnung = Elastizitätsmodul).

Da Kraft mal Weg ein Maß für die Arbeit (Energie) ergibt, stellt die Fläche unter der Kraft-Dehnungs-Kurve die Energie dar, die während des Versuchs in das Prüfmaterial eingebracht wurde (Viidik 1973).

5.5.5 Histologie

Bei 66 Versuchen (von insgesamt 72) wurden Präparate zur histologischen Untersuchung konserviert.

Nach Versuchsende wurden die Oliven mit Präparat aus der Prüfmaschine entnommen. Die Präparate wurden an den Olivenenden abgeschnitten und nur die jeweils freien Gefäßabschnitte zur histologischen Aufarbeitung verwendet, um falsch-positive Ergebnisse durch Traumatisierung an den Oliven zu vermeiden. Die Fixierung erfolgte in 5%igem Formalin.

Vor Einbettung in Paraffin wurden die Präparate längs gespalten. Die Paraffinschnitte hatten eine Dicke von 4–6 μm; die Schnittrichtung erfolgte von der Lumenseite her parallel zur Gefäßachse. Bei fraglichen Befunden wurden Stufenschnitte angelegt. Anschließend wurden die Präparate mit Elastica van Gieson gefärbt.

5.6 Versuchsergebnisse

5.6.1 Dehnungsversuche

5.6.1.1 Dehnung ohne Ruptur

Bei diesen Versuchen betrug die höchstmögliche Dehnungsgeschwindigkeit 3,3 mm/s. So konnten Veränderungen am Gefäß bei zunehmender Dehnung beobachtet werden. Darüber hinaus war die Dehnung jederzeit rasch zu unterbrechen.

Bei allen Versuchen war eine zunehmende Steifigkeit der Arterienwand während der Dehnung zu beobachten. Palpatorisch war dies während der Versuche in Form einer tastbaren Gefäßwandverhärtung zu erkennen. Zugleich nahm der Durchmesser des Präparats ab. Allerdings war die Perfusion mit Ringer-Lösung nicht unterbrochen, das Lumen also noch durchgängig.

Nach Entnahme der Segmente aus dem Versuchsaufbau waren makroskopisch keine Läsionen erkennbar. Mikroskopisch konnte keine isolierte Intimaläsion bzw. „Intimaeinrollung" erkannt werden. In 4 Fällen lag allerdings eine Intima-Media-Ruptur vor im Sinne einer inkompletten Ruptur (s. Abschn. 5.6.5, Abb. 51).

5.6.1.2 Dehnung mit Ruptur

Die primären Veränderungen bis zur Ruptur decken sich bei diesen Versuchen mit den Beobachtungen bei submaximaler Dehnung ohne Ruptur. Wird der Dehnungsvorgang nicht unterbrochen, kommt es zur Ruptur des Gefäßes.

Bei fortgesetzter Dehnung bleibt die Adventitia noch erhalten. Sie zieht sich aufgrund ihrer Scherengitterstruktur in die Rupturzone hinein, die Intima- und Mediaenden retrahieren sich aufgrund der elastischen Eigenschaften der Gefäßwand, es kommt zur Abscherung zwischen Media und Adventitia, was histologisch nachzuweisen war. Auf diese Weise wirkt die Adventitia wie ein Fingerfänger, der die Intima-Media-Enden zusammenzieht. Dabei nimmt sie eine fadenförmige Gestalt an. Im weiteren Verlauf wird die Adventitia spitz zulaufend auseinandergerissen (Abb. 38, 39).

Weitere Versuche mit höherer Geschwindigkeit zeigten keine wesentlichen Änderungen im Verhalten der Gefäßwand. Die Anzahl der Versuche wurde daher beschränkt.

5.6.1.3 Dehnung und Ruptur angeschnittener Gefäße

Um das Rupturverhalten weiter abzuklären, wurden 3 Gefäßsegmente vor der Dehnung in der Mitte eingeschnitten. Bei gleicher Dehnungsgeschwindigkeit ($v = 3,3$ mm/s) wiederholte sich der bereits beschriebene Rupturvorgang: Vom Schnittende ausgehend (Ort der Spannungskonzentration) setzte sich die Ruptur unabhängig von der Schnittrichtung zirkulär fort. Der Beginn des Risses ließ sich im Gegenlicht beobachten. Diese Maßnahme war nötig, da die Adventitia sonst den Riß der Media verdeckt hätte. Dabei ließ sich erkennen, daß der Riß von der Einschnittstelle ausgehend zirkulär das gesamte Gefäß erfaßte. Die Ruptur fand sich in einer Ebene nahezu senkrecht zur Gefäßachse (Abb. 40). Ein „Ausfasern" oder „Ausfransen" der rupturierten Media war nicht zu beobachten.

Die Adventitia wurde durch den Einschnitt in ihrem Rupturverhalten nicht beeinflußt. Während des Rupturvorgangs der Media waren keine Rupturvorgänge an der Adventitia zu erkennen. Nach der Komplettruptur von Intima und Media zog sich die Adventitia in die Rupturzone hinein, die Mediaenden retrahierten sich aufgrund der elastischen Bestandteile der Arterienwand. Dadurch wurden die Adventitiafasern längsgestellt, der Einschnitt war nicht mehr zu identifizieren. Zu diesem Zeitpunkt verringerte sich der Austritt von Spülflüssigkeit, die bis zur kompletten Mediaruptur durch den breit klaffenden Defekt herausfloß. Durch die bereits erwähnte Abscherung von Media und Adventitia erfolgte eine Verschiebung der Läsionsorte in diesen Schichten, so daß eine Abdichtung des Defekts dadurch zusätzlich begünstigt wurde.

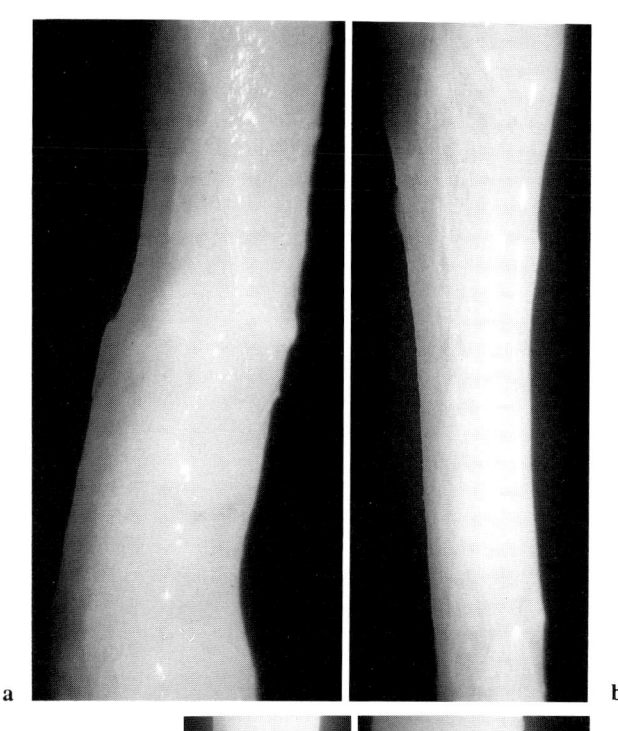

Abb. 38a–d. Lupenaufnahmen während eines Dehnungsvorgangs mit Ruptur des Gefäßsegments, Poplitealsegment eines 25jährigen (Vergr. 5:1). **a** Andeutungweise sind die Olivenenden am oberen und unteren Bildrand zu erkennen. Das Licht wird von der unregelmäßigen Oberfläche des entspannten Präparats als einzelne Punkte reflektiert. **b** Nach ca. 100% Dehnung ist der Durchmesser deutlich kleiner, einzelne Fasern sind auf der Oberfläche zu erkennen, das Licht wird von einer glatten Oberfläche als Striche reflektiert. **c** Nach ca. 150% Dehnung rupturiert der Intima-Media-Schlauch, die Adventitia bleibt stehen und zieht sich in die Rupturstelle hinein (Sanduhrphänomen), die Fasern sind längsgestellt. **d** Bei andauernder Dehnung zerreißt die Adventitia wobei die Fasern wie ein Fingerfänger das Gefäßlumen zusammenziehen. Dadurch, daß die Fasern aus einer dreidimensionalen Scherengitterstruktur herausgezerrt werden, zieht sich der Adventitiaschlauch zipfelig aus.

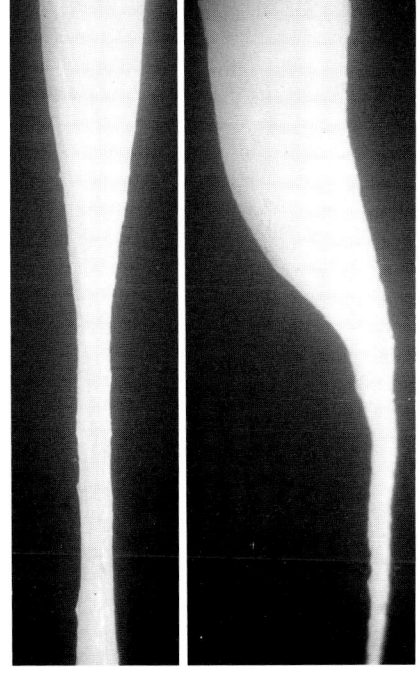

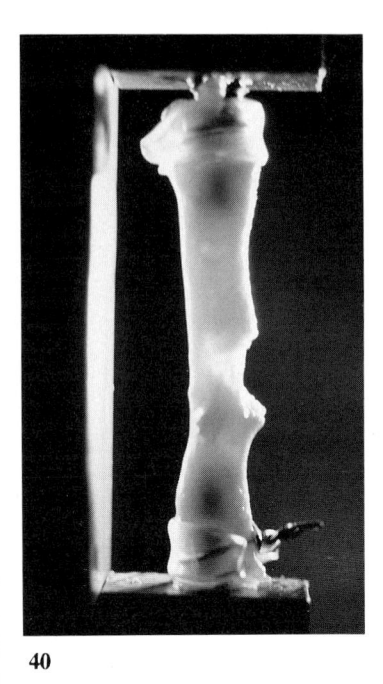

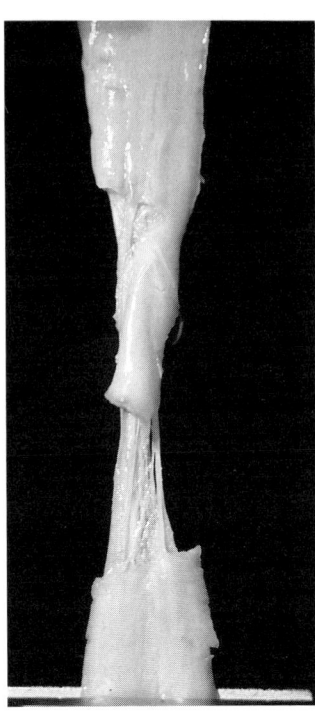

Abb. 39. Modell einer Arterienruptur: Der Fingerfänger verdeutlicht die Funktion der Scherengitterstruktur der Adventitia. Der Silikonschlauch stellt den Intima-Media-Schlauch dar.

Abb. 40. Die Dehnung angeschnittener Arteriensegmente führte zuerst zu einem Klaffen des Defekts, von dem ausgehend die Intima und Media zirkulär rupturierten. Die Adventitia zog sich danach fadenförmig zusammen und verschloß das Gefäßlumen.

Abb. 41. Dehnung und Ruptur eines längsgespaltenen Segments. In der unteren Bildhälfte komplette Ruptur von Intima und Media nahezu senkrecht zur Gefäßachse ohne Ausfaserung des Rupturrandes. In der oberen Bildhälfte inkomplette Intima-Media-Ruptur. Die Adventitiafasern sind längsgestellt und haben sich von der Media abgelöst.

5.6.1.4 Dehnung und Ruptur längsgespaltener Gefäße

Auch die Ruptur von längsaufgeschnittenen Gefäßen, die in normalen Klemmbacken der Zwick-Prüfmaschine befestigt waren, ließ das nahezu senkrecht zur Gefäßachse gerichtete Einreißen der Intima und Media erkennen (Abb. 41). Besonders deutlich war dabei das Abscheren der Media von der Adventitia zu beobachten, auch hier kam es zu einer fadenförmigen Deformierung der Adventitia, bevor diese komplett rupturierte.

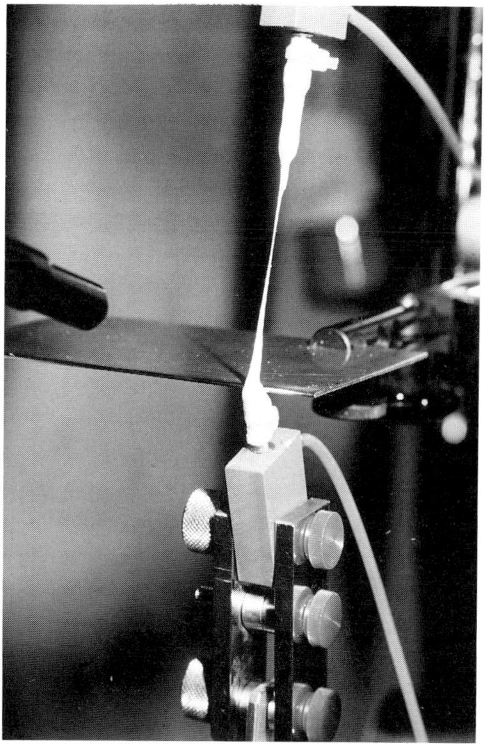

Abb. 42. Ablenkung des Arteriensegments durch einen Metallspatel mit runder Kante vor Dehnungsbeginn. Die Ruptur erfolgte im verschieblichen Teil des Versuchsaufbaus; die Adventitia war fadenförmig ausgezogen und verschloß das Gefäßlumen (v = 33,3 mm/s).

5.6.1.5 Dehnung und Ruptur über eine Kante

Die morphologischen Veränderungen bei der Gefäßruptur über eine Kante entsprachen den oben beschriebenen Dehnungsversuchen.

Auch hier kam es zu einer Intima-Media-Ruptur und fadenförmiger Ausziehung der Adventitia mit Zusammenziehen der rupturierten Intima-Media-Enden durch die Adventitia (Abb. 42). Bemerkenswert ist die Beobachtung, daß die Ruptur stets im verschieblichen Teil des Versuchsaufbaus erfolgte, also zwischen Spatel und Befestigung an der Traverse (Zwick-Prüfmaschine) bzw. Kolben (Schenck-Prüfmaschine). Offensichtlich wirkt bei diesen Versuchen das Widerlager (Spatel) als Verzögerung gegenüber den elastischen Bestandteilen der Gefäßwand im festen Abschnitt der Versuchsanordnung (zwischen Spatel und Querhaupt bzw. Sockel). Dadurch verkürzt sich die dehnbare Strecke des Gefäßes auf den Abschnitt Olive (an der Traverse bzw. Kolben) und Spatel. Die Folge ist eine im Verhältnis zur Anfangslänge frühere Ruptur bei insgesamt relativ geringerer Gesamtdehnung des Segments.

An den makroskopisch erkennbaren Veränderungen während der Versuche änderte sich bei höheren Dehnungsgeschwindigkeiten nichts. Allerdings war die Zuordnung der Rupturstelle zum verschieblichen bzw. festen Versuchsteil nicht mehr möglich.

5.6.2 Pendelschlagversuche

Bei den 10 Versuchen mit 5 kpcm fanden sich 5 Läsionen (Tabelle 3), bei 6 Versuchen mit 2,5 kpcm 2 Läsionen (Tabelle 4). Von den insgesamt 7 Läsionen waren 6 makroskopisch nicht sichtbar. Erst bei Betrachtung der Segmente gegen Licht konnte die Läsion erkannt werden. Sie zeigte sich als heller Strich senkrecht zur Gefäßachse, der das Gefäß nicht vollständig durchzog (Teilruptur). Histologisch fanden sich bei diesen Präparaten 5 einseitige Läsionen, in einem Fall eine Läsion der beiden Gefäßwände (s. Abschn. 5.6.5.4, Abb. 57, 58). In einem weiteren Versuch (60% Vordehnung,

Tabelle 3. Pendelschlagversuche mit Pendelmoment 5,0 kpcm ($n = 10$). *Konservierungsdauer* von der Entnahme des Präparats bis zum Versuch (bei $-18\,°C$ aufbewahrt), *Vordehnung* des Präparats vor dem Versuch, L Länge des Präparats zwischen den Olivenspitzen vor dem Versuch, L_3 Längenzunahme des Präparats zum Zeitpunkt der Ruptur bzw. am Versuchsende, $\frac{L_3}{L} \cdot 100$ prozentuale Längenzunahme des Präparats bis zur Ruptur, D Abstand des Schaumstoffblocks zum Gefäß, A Ablenkung des Gefäßsegments aus der axialen Richtung durch den Pendelschlag (vgl. auch Abb. 36)[a]

Versuch	Patient Alter [Jahre]	Konservierungsdauer [Tage]	Vordehnung [%]	L [mm]	L_3 [mm]	$\frac{L_3}{L} \cdot 100$ [%]	D [mm]	A [mm]	Mikroskopische Ruptur
1	36	7	40	16,5	20	21,2	30	10	Ja
2	36	7	40	23	28,5	24	30	10	Ja
3	36	7	40	24	31	29	40	20	Nein
4	36	7	40	25,5	31	21,6	40	20	Ja
5	59	8	50	28	37	32	30	10	Nein
6	59	8	50	22	25	13,6	40	10	Nein
7	59	8	50	25	28	12	30	10	Nein
8	59	8	50	23	27	17,4	35	15	Nein
9	36	7	60	26	28	7,7	30	10	Ja
10	36	7	60	20	Ruptur		30	10	Ja

[a] Erklärung der Abkürzungen für nachfolgende Tabellen ebenfalls gültig.

Tabelle 4. Pendelschlagversuch mit Pendelmoment 2,5 kpcm ($n = 6$)

Versuch	Patient Alter [Jahre]	Konservierungsdauer [Tage]	Vordehnung [%]	L [mm]	L_3 [mm]	$\frac{L_3}{L} \cdot 100$ [%]	D [mm]	A [mm]	Mikroskopische Ruptur
1	50	4	40	22	25,5	15,9	30	10	Nein
2	50	4	40	22	26	18,2	30	10	Ja
3	50	9	40	26	29,5	13,5	30	10	Nein
4	50	4	50	23	26	13	30	10	Nein
5	50	4	50	23	26,5	15,2	30	10	Ja
6	50	9	50	24	29	20,8	30	10	Nein

5 kpcm Pendelmoment, 10 mm Ablenkung) kam es zu einer Komplettruptur mit fadenförmiger Ausziehung der Adventitia wie bei den Dehnungsversuchen mit Ruptur. In keinem der Fälle war die Adventitia zerrissen. Offensichtlich hat die Adventitia auch bei direkten, rasch einwirkenden, seitlichen Kräften eine höhere Festigkeit als die Media.

5.6.3 Quantitative Versuchsergebnisse

Die Art der Versuchsaufbauten und die Methodik erlauben lediglich sichere Aussagen hinsichtlich des Verhaltens der Gefäßmorphologie bei Überdehnung bzw. Pendelschlag. Ziel der Versuche war es, das Verhalten der einzelnen Schichten zu differenzieren ohne Berücksichtigung von quantitativen Ergebnissen.

Die großen individuellen Schwankungen im Aufbau der Arterien, die altersbedingten Unterschiede, unterschiedliche Wanddicken im Gefäßbaum (z.B. Abgang großer Gefäßäste) etc. wurden in diesen Versuchen nicht berücksichtigt.

Wenn im folgenden die aufgezeichneten Meßergebnisse wiedergegeben werden, so erfolgt dies, um gewisse tendentielle Veränderungen erkennen zu lassen, sollten aber hinsichtlich der einzelnen Meßdaten mit entsprechender Zurückhaltung interpretiert werden.

Von vorrangigem Interesse war:
– die maximale prozentuale Dehnung der Segmente bis zur Ruptur und die dazu notwendige Zugkraft;
– das Verhalten der Kraft-Dehnungs-Kurve unter verschiedenen Bedingungen.

Berechnung der Standardabweichung (sd)
Sämtliche Angaben für die Standardabweichung (sd) wurden nach der Formel berechnet:

$$\sigma_{n-1} = \sqrt{\frac{\sum(x_i - \bar{x})^2}{n-1}}.$$

Hierbei bedeutet x_i die Einzelmessung und $\bar{x}$ den Mittelwert. Der Mittelwert $\bar{x}$ wurde ermittelt als Summe aller Einzelmessungen geteilt durch die Anzahl der Messungen:

$$\bar{x} = \frac{\sum x_i}{n}.$$

Die Berechnung erfolgte mit einem programmierbaren Rechner.

Bei *Ruptur durch Überdehnung* ($n=6$, $v=3{,}3$ mm/s) schwankte die prozentuale Längenzunahme zwischen 90 und 176%, im Durchschnitt betrug sie 137,5%, (Standardabweichung sd 34,6%). Die dazu benötigte Kraft lag zwischen 15 und 29 N, im Durchschnitt bei 19,5 N (sd 4,9 N, Tabelle 5).

Bei *Ruptur über eine Kante* ($n=6$, $v=3{,}3$ mm/s) betrugen die Eckwerte der Längenzunahme 90 bzw. 140%, im Mittel 107% (sd 19,3%). Die dazu benötigte Kraft lag zwischen 8 und 23 N, im Mittel bei 14,1 N (sd 5,3 N, Tabelle 6).

Bei Ruptur durch Überdehnung von einseitig schräg zur Gefäßlängsachse *angeschnittenen Segmenten* ($n=3$, $v=3{,}3$ mm/s) lag die Längenzunahme im Durchschnitt bei 115%, der Kraftaufwand im Mittel bei 13 N (Tabelle 7).

Tabelle 5. Dehnung und Ruptur (v = 3,3 mm/s, n = 6). F_3 Zugkraft zum Zeitpunkt der Ruptur, α aus den Kurvenwerten errechneter Winkel des geradlinigen Kurvenanstiegs zur Abzisse, f frisch entnommenes Präparat[a]

Versuch	Patient Alter [Jahre]	Konservierungsdauer [Tage]	Dehnungsgeschwindigkeit [mm/s]	L [mm]	L_3 [mm]	$\frac{L_3}{L} \cdot 100$ [%]	F_3 [N]	α
1	16	20	3,3	16	25	156	18	65
2	17	102	3,3	23	40	176	29	60
3	39	2	3,3	21	19	90	17,5	58
4	39	2	3,3	19	25	132	15	61
5	60	f	3,3	20	21	105	17	67
6	51	6	3,3	15	25	166	20,5	65
Mittelwert $\bar{x}$						137,5	19,5	63
Standardabweichung sd						34,6	4,9	3,5

[a] Erklärung der Abkürzungen für nachfolgende Tabellen ebenfalls gültig.

Tabelle 6. Dehnung über eine Kante und Ruptur (v = 3,3 mm/s, n = 6). A Ablenkung des Präparats aus der Vertikalen durch die Spatelkante

Versuch	Patient Alter [Jahre]	Konservierungsdauer [Tage]	Dehnungsgeschwindigkeit [mm/s]	L [mm]	L_3 [mm]	$\frac{L_3}{L} \cdot 100$ [%]	F_3 [N]	α	A [mm]
1	51	6	3,3	15	21	140	23	67	10
2	51	6	3,3	50	48	96	8	53	16
3	51	6	3,3	33,5	30	90	13,8	51	30
4	51	6	3,3	50	55	110	17	66	9
5	51	6	3,3	40	46	115	11,5	58	12
6	51	f	3,3	20	18	90	11	61	5
Mittelwert $\bar{x}$						107	14,1	59	
Standardabweichung sd						19,3	5,3	6,5	

Tabelle 7. Einseitig schräg zur Gefäßlängsachse angeschnittene Segmente (Schnittiefe ca. 1,5 mm) mit Überdehnungsruptur (n = 3)

Versuch	Patient Alter [Jahre]	Konservierungsdauer [Tage]	Dehnungsgeschwindigkeit [mm/s]	L [mm]	L_3 [mm]	$\frac{L_3}{L} \cdot 100$ [%]	F_3 [N]	α
1	39	2	3,3	19,5	25	128	15	50
2	39	2	3,3	20	23	115	9	49
3	39	2	3,3	22	22,5	102	15	61
Mittelwert $\bar{x}$						115	13	53

Tabelle 8. Längsgespaltene Segmente mit Überdehnungsruptur ($n = 3$)

Versuch	Patient Alter [Jahre]	Konservierungsdauer [Tage]	Dehnungsgeschwindigkeit [mm/s]	L [mm]	L_3 [mm]	$\frac{L_3}{L} \cdot 100$ [%]	F_3 [N]	α
1	39	2	3,3	11,5	12	105	15,5	74
2	60	f	3,3	10	20	100	16,5	55
3	51	6	3,3	20	16	80	13	72
Mittelwert $\bar{x}$						95	15	67

Tabelle 9. Meßergebnisse bei verschiedenen Rupturversuchen ($v = 3,3$ mm/s), Mittelwerte mit Standardabweichung

Versuchsart	n	F_3 [N]	sd	Dehnung [%]	sd	Tabelle
Einfache Längsdehnung und Ruptur	6	19,5	4,9	137,5	34,6	5
Dehnung über eine Kante und Ruptur	6	14,1	5,3	107	19,3	6
Ruptur angeschnittener Segmente	3	13,0	–	115	–	7
Ruptur längsgespaltener Segmente	3	15,0	–	95	–	8

Bei *längsgespaltenen Segmenten* mit Überdehnung bis zur Ruptur ($n=3$, $v = 3,3$ mm/s) betrug die Längenzunahme im Mittel 95%, der Kraftaufwand lag im Durchschnitt bei 15 N (Tabelle 8).

In Tabelle 9 sind die Mittelwerte mit Standardabweichung der einzelnen Versuchsarten zusammengestellt. Auffallend ist dabei die verminderte prozentuale Dehnung bis zur Ruptur bei den Dehnungen über eine Kante um ca. 30% im Vergleich zu den einfachen Längsdehnungen bei vergleichbarem Kraftaufwand.

Bei *höheren Dehnungsgeschwindigkeiten* ($n=5$, $v = 33,3$ mm/s) betrug die prozentuale Dehnung bis zur Ruptur zwischen 95 und 163%, im Durchschnitt 127% (sd 26,7%). Die Kraft zum Zeitpunkt der Ruptur lag dabei zwischen 41,8 und 72,6 N, der Mittelwert betrug 56,6 N (sd 13,9 N, Tabelle 10).

Noch größere Geschwindigkeiten ($v = 200$ bzw. 320 mm/s, $n = 5$) erbrachten keine wesentlichen Änderungen in den Meßergebnissen hinsichtlich Kraftaufwand ($F_3 = 42,8$ N, sd 17,4 N) und Längenänderung ($L_3 = 94\%$, sd 18,8%) zum Zeitpunkt der Ruptur (Tabelle 11).

Ruptur über eine Kante und höhere Geschwindigkeit ($n = 6$, $v = 33,3$ bzw. 320 mm/s). Die prozentuale Dehnung bis zur Ruptur fiel gegenüber niedrigerer Dehnungsgeschwindigkeit (107%, sd 19,3%) auf 103% (sd 21,6%). Die erforderliche Kraft lag im Durchschnitt mit 41,8 N (sd 7,3 N, Tabelle 12) um das 3fache höher als bei niedriger Dehnungsgeschwindigkeit (14,1 N, sd 5,3 N, Tabelle 6).

Nachdem bei den einfachen Rupturversuchen mit Geschwindigkeiten von $v = 200$ bzw. 320 mm/s keine großen Differenzen zu den Versuchen mit einer Geschwindigkeit von $v = 33,3$ mm/s zu erkennen waren, wurden die Dehnungsversuche über eine

Tabelle 10. Dehnung und Ruptur ($v = 33{,}3$ mm/s, $n = 5$)

Versuch	Patient Alter [Jahre]	Konservierungsdauer [Tage]	Dehnungsgeschwindigkeit [mm/s]	L [mm]	L_3 [mm]	$\frac{L_3}{L} \cdot 100$ [%]	F_3 [N]	α
1	25	3	33,3	30	49	163	72,6	68
2	25	3	33,3	39	56	144	52,8	61
3	25	3	33,3	38	36	95	69,8	74
4	25	3	33,3	41	46	112	41,8	64
5	25	3	33,3	33	40	121	46,2	63
Mittelwert x̄						127	56,6	66
Standardabweichung sd						26,7	13,9	5,1

Tabelle 11. Dehnung und Ruptur ($v = 200$ bzw. 320 mm/s, $n = 5$)

Versuch	Patient Alter [Jahre]	Konservierungsdauer [Tage]	Dehnungsgeschwindigkeit [mm/s]	L [mm]	L_3 [mm]	$\frac{L_3}{L} \cdot 100$ [%]	F_3 [N]	α
1	25	3	200	37	31	84	40,8	65
2	25	3	200	36	29	80	31,8	60
3	25	3	200	35	28	80	46,2	72
4	29	7	320	32	33	103	70,4	69
5	29	7	320	34	42	123	25	66
Mittelwert x̄						94	42,8	66
Standardabweichung sd						18,8	17,4	4,5

Tabelle 12. Dehnung über eine Kante und Ruptur ($v = 33{,}3$ mm/s, $n = 6$)

Versuch	Patient Alter [Jahre]	Konservierungsdauer [Tage]	Dehnungsgeschwindigkeit [mm/s]	L [mm]	L_3 [mm]	$\frac{L_3}{L} \cdot 100$ [%]	F_3 [N]	α	A [mm]
1	29	7	33,3	36	28	78	38,6	60	15
2	29	7	33,3	35	35	100	36,3	65	15
3	29	7	33,3	33	45	136	47,3	59	15
4	29	7	33,3	31	36	116	33,3	55	20
5	29	7	320	33	35	106	52,8	68	20
6	29	7	33,3	33	27	82	42,9	67	20
Mittelwert x̄						103	41,8	62	
Standardabweichung sd						21,6	7,3	5,1	

Kante und einer Geschwindigkeit von 320 mm/s auf einen Versuch begrenzt. Eine Beeinflussung der Dehnbarkeit durch das Ausmaß der Ablenkung schien nicht zu bestehen.
In Tabelle 13 sind die aufgeführten Meßergebnisse nochmals zusammengestellt.

5.6.4 Verhalten der Kraft-Dehnungs-Kurve

Ein Verlust des ersten Kurvenabschnitts war sehr deutlich bei den Präparaten eines 60jährigen zu sehen (Abb. 43, Tabelle 14), die histologisch vereinzelt Plaques bzw. Bindegewebswucherungen zeigten. Auch quantitativ ließ sich ein Verlust der Längenzunahme bei diesen Versuchen bis zum Kurvenpunkt 2 (= Strecke A + B der

Tabelle 13. Meßergebnisse bei unterschiedlichen Dehnungsgeschwindigkeiten, Mittelwerte mit Standardabweichung

Versuchsart und -geschwindigkeit	n	F_3 [N]	sd	Dehnung [%]	sd	Tabelle
Dehnung und Ruptur:						
v = 3,3 mm/s	6	19,5	4,9	137,5	34,6	5
v = 33,3 mm/s	5	56,6	13,9	127	26,7	10
v = 200 bzw. 320 mm/s	5	42,8	17,4	94	18,8	11
Dehnung über eine Kante und Ruptur:						
v = 3,3 mm/s	6	14,1	5,3	107	19,3	6
v = 33,3 bzw. 320 mm/s	6	41,8	7,3	103	21,6	12

Tabelle 14. Submaximale Dehnung ohne Ruptur bei Gefäßsklerose (v = 3,3 mm/s, $n = 8$), L_2 Längenzunahme des Präparats am Kurvenpunkt 2, $\frac{L_2}{L} \cdot 100$ prozentuale Längenzunahme des Präparats bis zum Kurvenpunkt 2, F_2 Zugkraft am Kurvenpunkt 2 (Abb. 37)[a]

Versuch	Patient Alter [Jahre]	Konservierungsdauer [Tage]	L [mm]	L_2 [mm]	$\frac{L_2}{L} \cdot 100$ [%]	F_2 [N]	α	Mikroskopische Ruptur
1	60	f	43	4	9	2,5	63	Nein
2	60	f	30	4	13	2,9	72	Ja
3	60	f	20	5	25	4,6	66	Nein
4	60	f	21	5	23	2,2	63	Nein
5	60	f	29	7	24	5,4	71	Nein
6	60	f	17,5	8	45	5	57	Nein
7	60	f	33,5	8	24	2,1	48	Nein
8	60	f	19	5	26	5	62	Nein
Mittelwert x̄				5,8	23,6	3,7	63	
Standardabweichung sd				1,7	10,6	1,4	7,7	

[a] Erklärung der Abkürzungen für nachfolgende Tabellen ebenfalls gültig.

Abb. 37) erkennen. Bei 8 Versuchen mit submaximaler Dehnung lag am Kurvenpunkt 2 der Kraftaufwand im Mittel bei 3,7 N (sd 1,4 N), die prozentuale Längenzunahme bei 23,6% (sd 10,6%). Bei 8 Präparaten von ca. 20jährigen lagen die Mittelwerte bei 4,5 N (sd 1,76 N) bzw. 115% (sd 19,4%, Tabelle 15). Bei vergleichbarem Kraftaufwand bis zum Kurvenpunkt 2 lag also ein über 4fach längerer Streckenabschnitt A + B bei Präparaten jüngerer Personen vor. Diese Werte sind mit dem bekannten Elastizitätsverlust der Gefäßwand bei älteren Menschen vereinbar.

Nach Unterbrechung des Dehnungsvorgangs und Verharren auf konstantem Dehnungsniveau zeigte sich der Kraft-Zeit-Verlauf abnehmend, was auf das bekannte Phänomen der Relaxation von Arteriengewebe und auf eine Umstrukturierung der Wandbestandteile hinweist. Wurde die Länge der Dehnungsstrecke zurückgefahren, so erfolgte ein Rückgang der bis dahin erfolgten Verformung in Form der Hysterese, d.h. der Kurvenverlauf legte nicht dieselbe Strecke zurück (Abb. 43, 44). Dieses Phänomen ist auf das viskoelastische Verhalten der Gefäßwand zurückzuführen. Die beobachtete Längenzunahme des Präparats nach Beendigung des Versuchs (Abb. 43, 44) ist mit der Nachdehnung (creep) zu erklären und zudem durch die vollständige Entspannung des isolierten Segments vor Versuchsbeginn mitbedingt.

Tabelle 15. Submaximale Dehnung ohne Ruptur bei normalen Gefäßen (v = 3,3 mm/s, $n = 12$)

Versuch	Patient Alter [Jahre]	Konservierungsdauer [Tage]	L [mm]	F_2 [N]	L_2 [mm]	$\frac{L_2}{L} \cdot 100$ [%]	α	Mikroskopische Ruptur
1	16	20	20,5	7,3	28	137	68	Nein
2	16	20	20	1,9	17	85	50	Nein
3	16	20	15	5,1	20	133	62	Nein
4	17	102	22,5	3,1	22	98	52	Nein
5	17	102	20	3,6	22	110	62	Nein
6	17	102	28	4	28	100	62	Ja
7	17	102	19	5,8	25	132	54	Nein
8	24	5	16	6	20	125	69	Nein
Mittelwert x̄ ($n = 8$)				4,5	22,8	115	60	
Standardabweichung sd				1,7	3,9	19,4	7,14	
9	24	5	16	7,5	22	138	64	Nein
10	41	96	28	4	27	96	58	Ja
11	41	96	42	4	20	48	46	Ja
12	41	96	16	5,4	32	20	55	Nein
Mittelwert x̄ ($n = 12$)				4,8	23,6	101,8	59	
Standardabweichung sd				1,6	4,4	36,9	7,2	

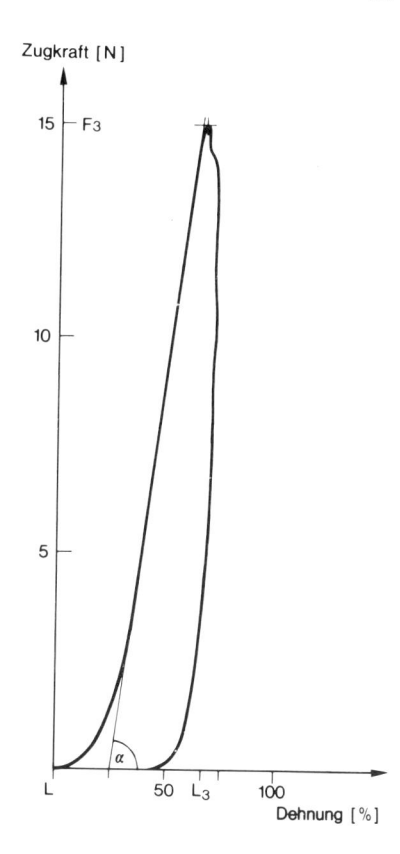

Abb. 43. Vorgeschichte: Femoralarterie eines 60jährigen Patienten, Konservierungsdauer: frisch, Versuchsart: submaximale Dehnung, Versuchsnummer: 7, Tabelle 14, L: 33,5 mm, F_3: 15 N, v: 3,3 mm/s, $\frac{L_3}{L} \cdot 100$: 66%, α: 48°

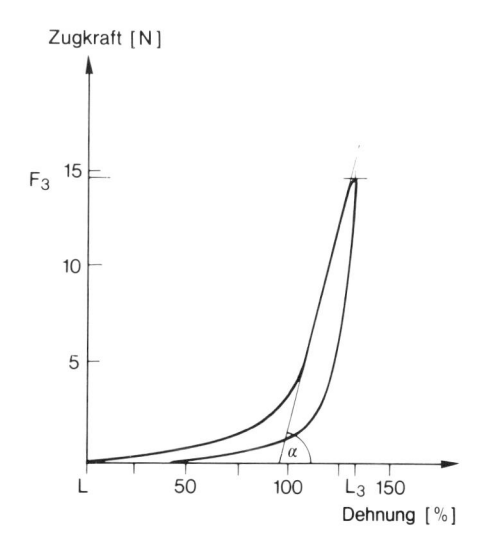

Abb. 44. Vorgeschichte: Poplitealarterie eines 41jährigen Patienten, Konservierungsdauer: 96 Tage, Versuchsart: submaximale Dehnung, Versuchsnummer: 10, Tabelle 15, L: 28 mm, v: 3,3 mm/s, F_3: 14,5 N, $\frac{L_3}{L} \cdot 100$: 132,5%, α: 58°

Der Winkel α betrug bei insgesamt 32 Versuchen mit einer Dehnungsgeschwindigkeit von v = 3,3 mm/s im Mittel 61° (sd 6,5°). Die Mittelwerte der einzelnen Versuchsanordnungen schwankten zwischen 59 und 63° (Tabelle 16).

Die Mittelwerte für den Winkel α bei höheren Versuchsgeschwindigkeiten differierten in ähnlichem Maße. Bei insgesamt 16 Versuchen betrug der Mittelwert 65° (sd 4,8°), die Mittelwerte der einzelnen Versuchsarten ergaben 66 (sd 5,1), 66 (4,5) und 62° (sd 5,1°) (Tabelle 17).

Im folgenden wird exemplarisch eine Auswahl von Kraft-Dehnungs-Kurven wiedergegeben, die bei verschiedenen Rupturversuchen gewonnen werden konnten. Sie zeigen einen charakteristischen Verlauf, der u.a. die zeitversetzte Ruptur des Intima-Media-Schlauchs und der Adventitia verdeutlicht (vgl. auch Abb. 37 und Abschn. 5.7).

Tabelle 16. Meßergebnisse (Extremwerte, Mittelwert und Standardabweichung sd) für Winkel α bei Versuchen mit einer Dehnungsgeschwindigkeit von v = 3,3 mm/s ($n = 32$). Die Versuche wurden an der Zwick-Universalprüfmaschine vorgenommen

Versuchsart	n	Extremwerte α	Mittelwert α	sd	Tabelle
Submaximale Dehnung ohne Sklerose	12	46–69	59	7,2	15
Submaximale Dehnung mit Sklerose	8	48–72	63	7,7	14
Dehnung und Ruptur	6	58–67	63	3,5	5
Dehnung über eine Kante und Ruptur	6	51–67	59	6,5	6
	32	46–72	61	6,5	

Tabelle 17. Meßergebnisse (Extremwerte, Mittelwert und Standardabweichung sd) für Winkel α bei Versuchen mit einer Dehnungsgeschwindigkeit von v = 33,3, 200 und 320 mm/s ($n = 16$). Die Versuche wurden an der Schenck-Prüfmaschine durchgeführt

Versuchsart	V mm/s	n	Extremwerte α	Mittelwert α	sd	Tabelle
Dehnung und Ruptur	33,3	5	61–74	66	5,1	10
Dehnung und Ruptur	200/320	5	60–72	66	4,5	11
Dehnung über eine Kante und Ruptur	33,3/320	6	55–68	62	5,1	12
		16	55–74	65	4,8	

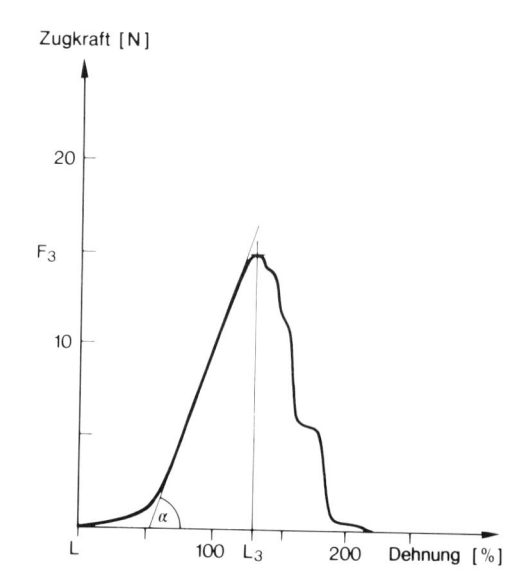

Abb. 45. Poplitealarterie eines 39jährigen Patienten. Konservierungsdauer: 2 Tage, Versuchsart: Dehnung und Ruptur eines angeschnittenen Segments, Versuchsnummer: 1, Tabelle 7; L = 19,5 mm, v = 3,3 mm/s, F_3 = 15 N, $\frac{L_3}{L} \cdot 100$ = 128%, α = 50°

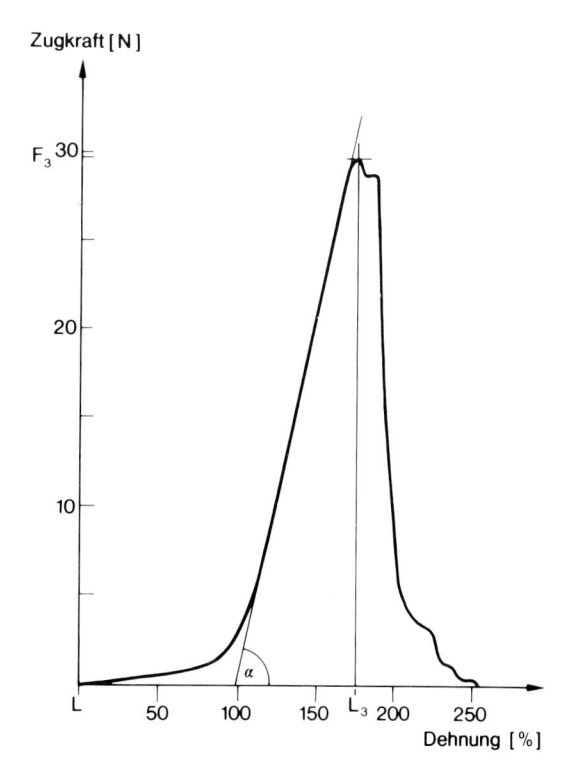

Abb. 46. Femoralarterie eines 17-jährigen Patienten. Konservierungsdauer: 102 Tage, Versuchsart: Dehnung und Ruptur, Versuchsnummer: 2, Tabelle 5; L = 23 mm, v = 3,3 mm/s, F_3 = 29 N, $\frac{L_3}{L} \cdot 100$ = 176%, α = 60°

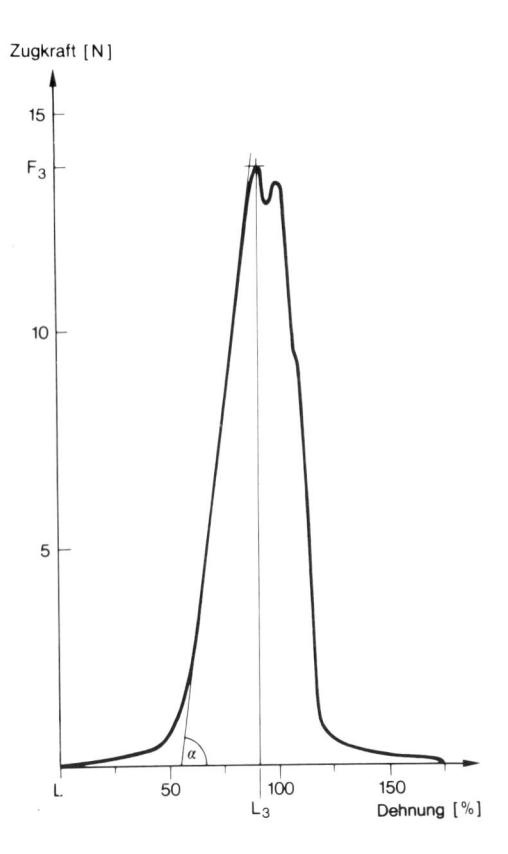

Abb. 47. Femoralarterie eines 51jährigen Patienten. Konservierungsdauer: 6 Tage, Versuchsart: Dehnung über eine Kante und Ruptur, Versuchsnummer: 3, Tabelle 6; L = 33,5 mm, v = 3,3 mm/s, $F_3 = 13,8$ N, $\frac{L_3}{L} \cdot 100 = 90\%$, $\alpha = 51°$, A = 30 mm

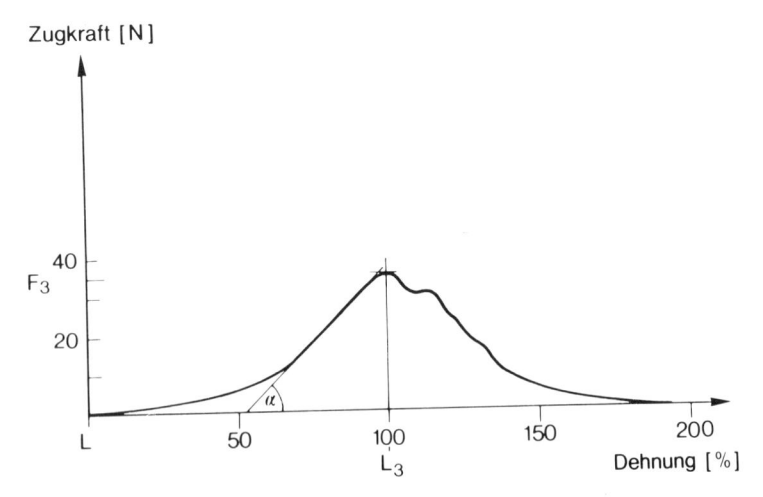

Abb. 48. Popliteaarterie eines 29jährigen Patienten. Konservierungsdauer: 7 Tage, Versuchsart: Dehnung über eine Kante und Ruptur, Versuchsnummer: 2, Tabelle 12; L = 35 mm, v = 33,3 mm/s, $F_3 = 36,3$ N, $\frac{L_3}{L} \cdot 100 = 100\%$, $\alpha = 65°$, A = 15 mm

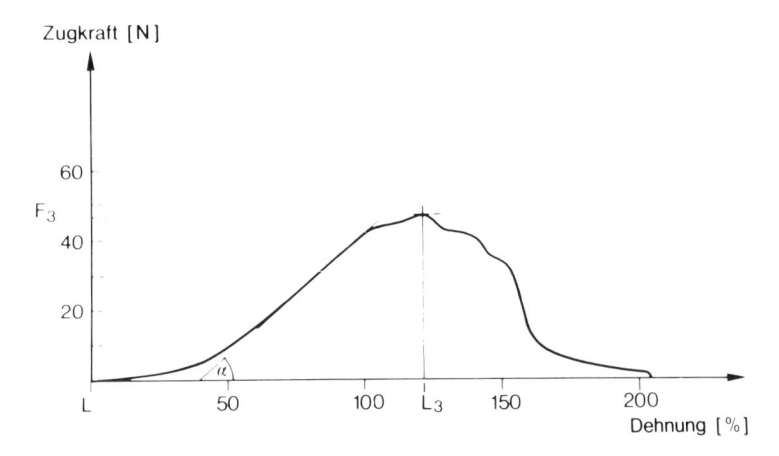

Abb. 49. Femoralarterie eines 25jährigen Patienten. Konservierungsdauer: 3 Tage, Versuchsart: Dehnung und Ruptur, Versuchsnummer: 5, Tabelle 10; L = 33 mm, v = 33,3 mm/s, F_3 = 46,2 N, $\frac{L_3}{L} \cdot 100 = 121\%$, $\alpha = 63°$

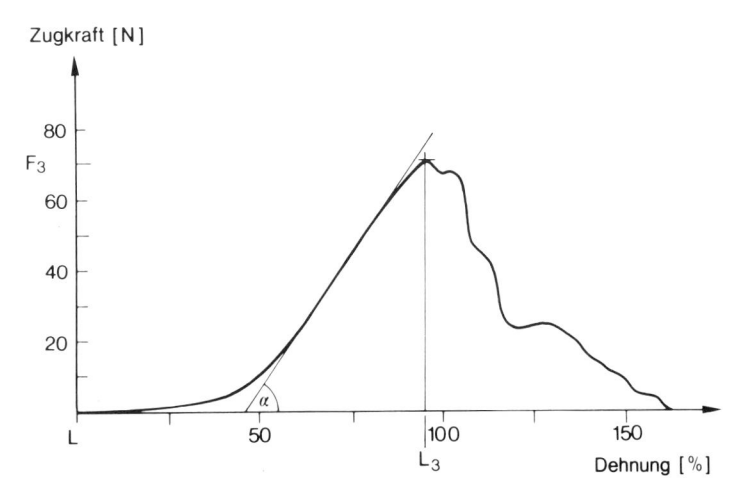

Abb. 50. Femoralarterie eines 25jährigen Patienten. Konservierungsdauer: 3 Tage, Versuchsart: Dehnung und Ruptur, Versuchsnummer: 3, Tabelle 10; L = 38 mm, v = 33,3 mm/s, F_3 = 69,8 N, $\frac{L_3}{L} \cdot 100 = 95\%$, $\alpha = 74°$

5.6.5 Histologie

Von den 72 auf verschiedenste Art traumatisierten Arterien fand sich in keinem Fall histologisch ein Hinweis dafür, daß sich die Intima bzw. Intima und Media „aufgrund ihrer Elastizitätsverhältnisse" in das Lumen eingeschlagen hätten. Auf einzelne, beispielhaft angeführte Präparate soll im folgenden eingegangen werden. Präparate verunfallter Patienten werden zum Vergleich eingefügt.

5.6.5.1 Submaximale Dehnung ohne Ruptur ($n = 20$)

Von 20 Präparaten zeigten 4 mikroskopisch eine Wandläsion im Sinne einer inkompletten Zerreißung, obwohl makroskopisch keine Läsion zu erkennen war (Abb. 51). Interessant war das Phänomen, daß die Arterienwand in den Fällen einer Ruptur eher eine Tendenz zeigte sich nach außen zu krempeln, als sich in das Lumen einzuschlagen. Die Adventitia war in keinem Fall rupturiert bzw. ihre Kontinuität unterbrochen. In einem Fall (Abb. 52) zeigte sich histologisch eine verblüffende Ähnlichkeit mit einem Patientenpräparat (Abb. 53).

5.6.5.2 Dehnung und Ruptur ($n = 16$)

Das typische, histologische Bild zeigte eine glatte Ruptur der Media nahezu senkrecht zur Gefäßachse, Auflockerung der Media lumenseitig, Abscherung der Adventitia von der Media bzw. Auflockerung der Adventitia mit Schichtenbildung (Abb. 54). Zum Vergleich dazu ein Patientenpräparat (Abb. 55), eine deutliche Ähnlichkeit ist erkennbar.

5.6.5.3 Dehnung über eine Kante ($n = 12$)

Das histologische Bild zeigte eine „Zertrümmerung" der Media mit intakter oberflächlicher Adventitiaschicht. Die Intima ist von der Media abgelöst, es liegen keine Anzeichen einer „Einrollung" vor (Abb. 56).

5.6.5.4 Pendelschlagversuche ($n = 16$)

Auch wenn makroskopisch in 15 Fällen keine Läsionen zu erkennen waren, zeigte sich mikroskopisch in 6 Fällen doch eine Läsion (Abb. 57, 58). Diese Ruptur von

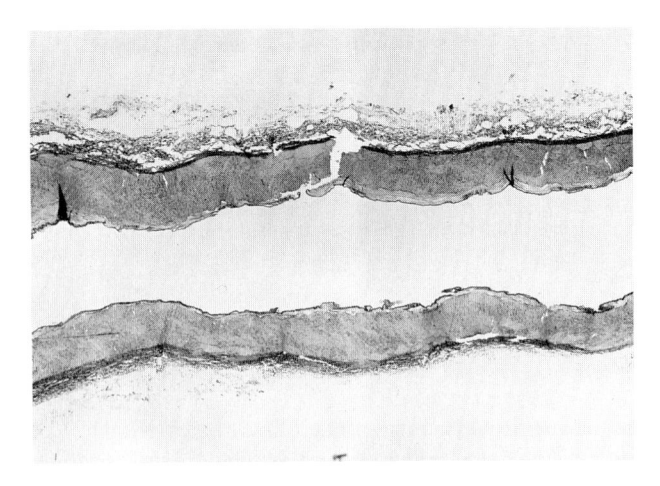

Abb. 51. Menschliches Arteriensegment (A. poplitea eines 17jährigen), das experimentell in Längsrichtung überdehnt wurde (Dehnungsgeschwindigkeit $v = 3,3$ mm/s, Versuch 6, Tabelle 15. Einseitige Intima-Media-Ruptur mit erhalten gebliebener Adventitia (Vergr. ca. 8:1)

Intima und Media war auf 5 Präparaten einseitig vorhanden, in einem Fall zirkulär. Kein Hinweis für Auffaserung bzw. Ausfransung im Bereich der Mediaruptur. In einem Fall konnte eine Komplettruptur mit sanduhrförmiger Adventitiaausziehung beobachtet werden (Versuch 10, Tabelle 3).

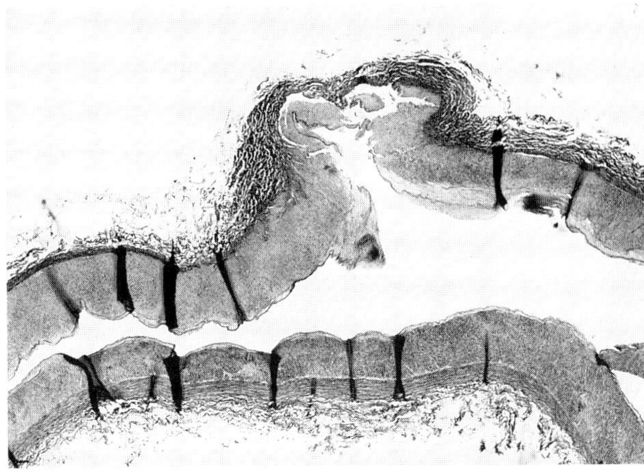

Abb. 52. Menschliches Arteriensegment (A. femoralis eines 41jährigen). Experimentelle Längsdehnung mit einer Geschwindigkeit von 3,3 mm/s (Versuch Nr. 10, Tabelle 15). Einseitige Intima-Media-Ruptur mit deutlicher Auskrempelung der Arterienwand. Die Adventitia ist erhalten geblieben. Deutliche Ähnlichkeit mit Abb. 53 (Vergr. ca. 8:1)

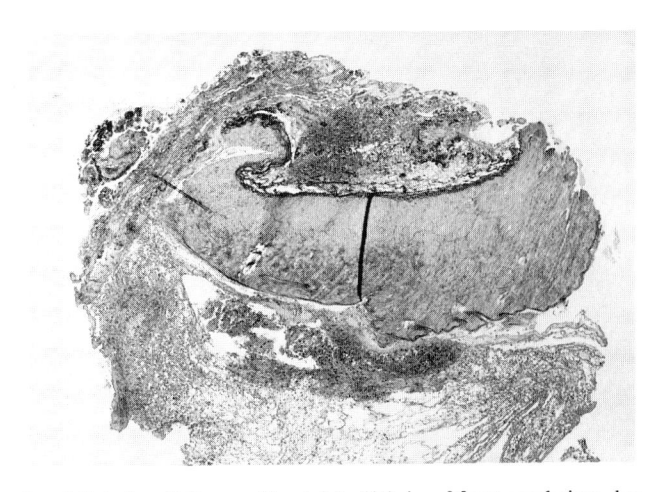

Abb. 53. Patientenpräparat eines klinischen Falls zum Vergleich. 4jähriger Montagearbeiter, der in einen Graben stürzte und sich eine drittgradig offene Ellenbogenluxation zuzog, Abriß der A. cubitalis. Die Histologie der Rupturstelle zeigt unterhalb der Media Anteile eines intraluminal gelegenen Thrombus. Über der Adventitia, die als dunkler Streifen in Form eines umgedrehten „S" gut zu sehen ist, befindet sich ebenfalls thrombotisches Material. Fasern der Adventitia ziehen sich über die rupturierte Media am linken Bildrand (vergleiche auch Abb. 52) (Vergr. ca. 15:1)

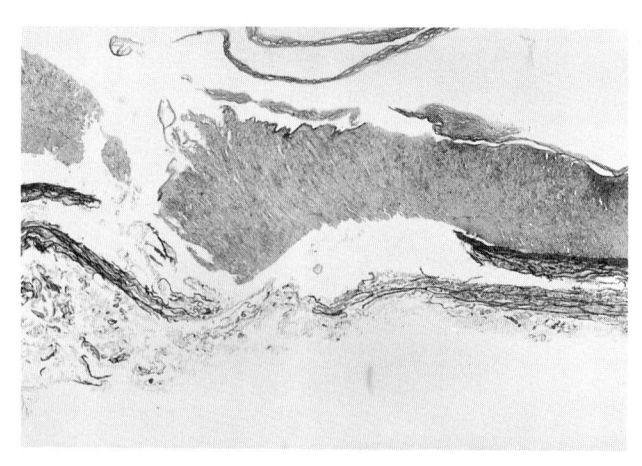

Abb. 54. Menschliches Arteriensegment (A. femoralis eines 60jährigen), das experimentell durch Längszug rupturiert wurde (v = 3,3 mm/s, Versuch 5, Tabelle 5). Die Media ist senkrecht zur Gefäßachse gerissen, langstreckige Abscherung der Adventitia ohne komplette Kontinuitätsunterbrechung. Die Media ist nach außen zur Adventitia hin gekrümmt, subintimal Spaltenbildung. Im Lumen Gewebeanteile von der Gegenseite (Vergr. ca. 10:1)

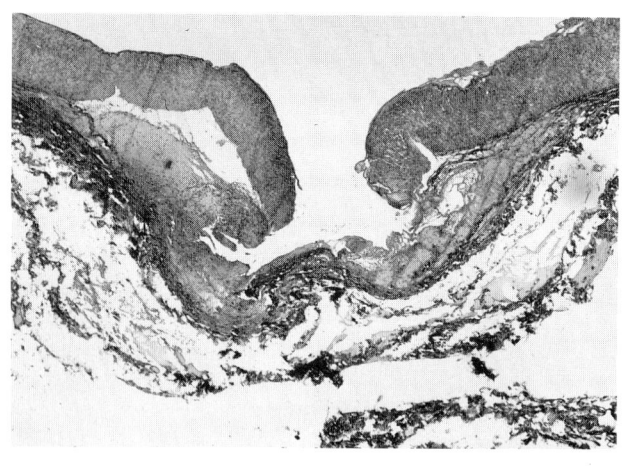

Abb. 55. Patientenpräparat eines klinischen Falls zum Vergleich. Ein 37jähriger Landwirt gerät mit dem rechten Arm in eine rotierende Schneckenwelle. Der Weichteilmantel des Humerus wird abgequetscht und abgerissen. Ruptur der A. brachialis, kompletter Ausfall des N. medianus. partielle Läsion des N. radialis und ulnaris. Die Histologie der Rupturstelle zeigt die Media nahezu senkrecht zur Gefäßwand rupturiert und nach außen gewölbt, deutlich Spaltenbildung subintimal. Weitstreckige Abscherung der Adventitia von der Media, der Raum zwischen diesen Schichten ist mit thrombotischem Material ausgefüllt (Vergr. ca. 8:1)

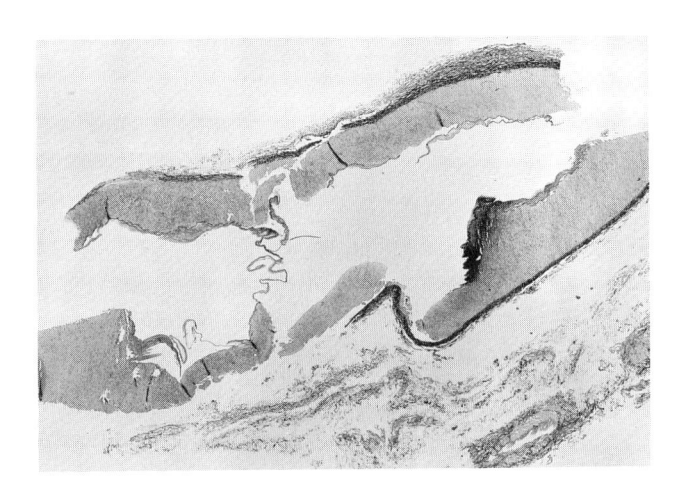

Abb. 56. Menschliches Arteriensegment (A. poplitea eines 51jährigen), das über eine Kante längs gedehnt wurde (v = 3,3 mm/s, Versuch 2, Tabelle 6). Durch das Gleiten der Arterienwand über die Kante wurde die Media in mehrere Teile zerrissen, die Adventitia ist aufgelockert aber noch zusammenhängend. Kein Hinweis für eine „Einrollung" (Vergr. ca. 8:1)

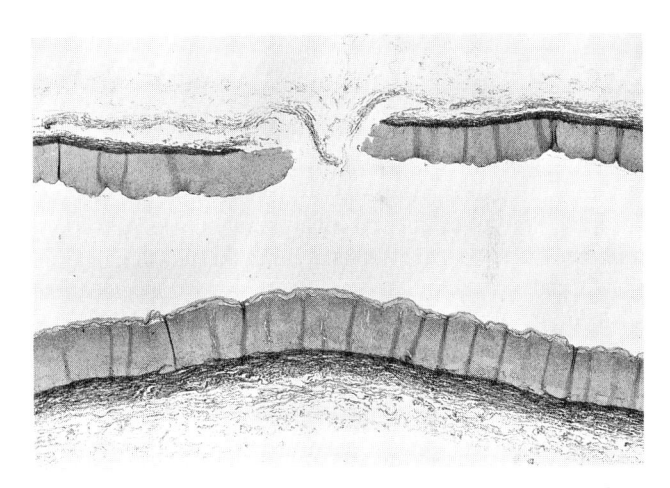

Abb. 57. Menschliches Arteriensegment (A. femoralis eines 36jährigen), das von einem Pendelschlag von 5 kpcm in der Mitte getroffen wurde (Vordehnung 40%, Versuch 2, Tabelle 3). Die Media ist am Aufschlagpunkt des Pendels senkrecht zur Gefäßwand einseitig rupturiert, die Adventitia bogenförmig in das Lumen eingeschlagen und langstreckig von der Media abgelöst. Auf der Gegenseite einzelne Mediaspalten aber keine Kontinuitätsunterbrechung (Vergr. ca. 1:8)

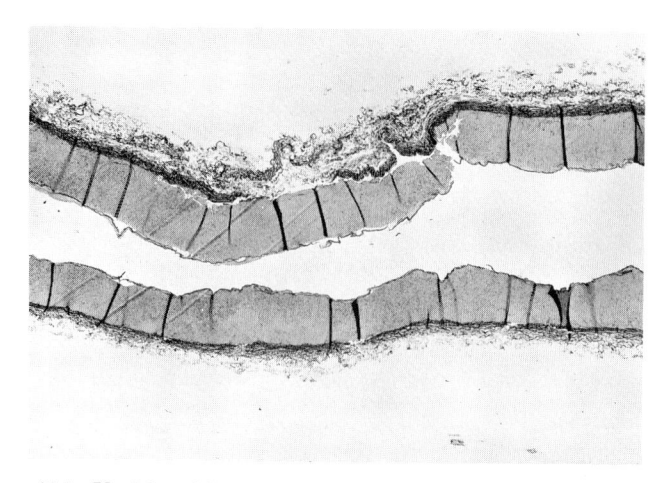

Abb. 58. Menschliches Arteriensegment (A. femoralis eines 36jährigen), das von einem Pendelschlag von 5 kpcm in der Mitte getroffen wurde (Vordehnung 60%, Versuch 9, Tabelle 3). Ruptur der Media am Aufschlagpunkt des Pendels nahezu senkrecht zur Gefäßwand, einseitig langstreckige Abscherung der Adventitia von der Media ohne erkennbare Kontinuitätsunterbrechung. Auf der gegenüberliegenden Seite keine erkennbare Gefäßwandläsion (Vergr. ca. 8:1)

5.7 Diskussion der Versuchsergebnisse

Bei den Versuchen mit submaximaler Dehnung ohne Ruptur waren Hinweise für eine „elastizitätsbedingte Einrollung" nicht zu erhalten. Wie histologisch erkennbar (s. Abb. 52) ist eher mit einer „Ausstülpung" der Gefäßwand zu rechnen. Dies kann damit erklärt werden, daß die Krafteinwirkung von der subintimalen Schicht zur Adventitia hin abfällt (Benninghoff 1930; Hartung 1976; Jaeger 1966; Vaishnav 1973). Dadurch kommt es eher zu einer irreversiblen Auflockerung der Media lumenwärts, während die Fasern zur Adventitia hin ihre Elastizität erhalten und sich bei Nachlassen der Dehnung in ihre ursprüngliche Form zurückziehen können. Die Adventitiafasern bleiben erhalten und decken den Defekt ab.

Ein ähnliches Bild zeigen auch die Versuche mit maximaler Dehnung und Ruptur. Hier erfolgt allerdings eine zipfelige Ausziehung der Adventitia, die Media zeigt sich nahezu senkrecht zur Gefäßachse rupturiert. Wichtig erscheint das Verhalten der Adventitia gegenüber dem offenen Gefäßlumen. Einerseits wird das Gefäßende zusammengezogen, andererseits das Lumen abgedichtet. Diese Vorgänge sind nur möglich durch die dreidimensionale Scherengitterstruktur der Adventitia. Bei Längsdehnung gibt dieses Scherengitter nach, wobei das Gitter längsgestellt wird unter Verringerung des Lumens. Damit entsteht ein Fingerfängerprinzip gegenüber den rupturierten Gefäßenden. Wird das Scherengitter auseinandergerissen, lösen sich die Fasern aus ihrer Verflechtung heraus. Bei einem dreidimensionalen Scherengitter bedeutet dies ein Herauszerren der Fasern in spiralig-zirkumferenter Richtung. Dadurch verengt sich der „Adventitiastrumpf" nochmals, die Fasern liegen parallel nebeneinander, so daß der Eindruck eines „Wurstzipfels" (Tannenberg 1927) entsteht. Zudem stabilisiert sich so die konische Form der Adventitia.

Die Überlegung zu der dreidimensionalen Scherengitterform der Adventitia wurde bestätigt durch die Versuche an angeschnittenen Arteriensegmenten. Wurden diese Segmente überdehnt, rupturierten die Intima und Media am Schnittende in zirkulärer Richtung, die Adventitia zog sich fadenförmig über das gesamte Lumen zusammen. Dabei wurden auch Fasern aus dem Verbund gezerrt, die den Schnitt über- bzw. unterkreuzten. So wurde mit zunehmender Dehnung der zuerst weit klaffende Defekt vollständig durch Adventitiagewebe überdeckt.

Das Ausreißen der Adventitiafasern war bei den längsgespaltenen Arteriensegmenten am besten zu erkennen. Nachdem auch hier die Media fast senkrecht zur Gefäßachse rupturierte, wurden die Adventitiafasern anschließend gegenläufig aus dem Verbund gezerrt.

Dieser Vorgang war bei allen Rupturversuchen mit langsamer Geschwindigkeit zu beobachten. Bei den Versuchen mit höherer Geschwindigkeit war der Vorgang der Adventitiaruptur nicht mehr zu verfolgen, allerdings war der Endzustand nach der Ruptur immer gleich: Die Adventitia wölbte sich strumpfartig über den Gefäßstumpf und war zipfelig ausgezogen.

Gleiches gilt auch für die Dehnungsversuche über eine Kante. Eine Änderung im Rupturverhalten war durch die Ablenkung der Arterie mit Metallspatel nicht gegeben, d.h. nach der Intima-Media-Ruptur blieb die Adventitia vorerst intakt und „zerfaserte" bei weiterer Dehnung. Dabei erfolgte die Ruptur bei langsamen Geschwindigkeiten (3,3 mm/s) stets im verschieblichen Teil des Versuchsaufbaus (s. Abschn. 5.6.1.5, Abb. 42), da der Spatel als Verzögerung wirkte, so daß sich ein Teil des Gefäßes rascher ausdehnte und früher rupturierte. Diese Beobachtung scheint dahingehend von Bedeutung, weil in situ ähnliche „Verzögerungspunkte" zu finden sind, wie z.B. an Abgängen größerer Gefäßäste, Fixierung der Arterien an Knochen, Bindegewebesepten etc. Somit ist die Ruptur von Arterien distal dieser Fixierungspunkte zu erklären. Darüber hinaus ist der Kollagenanteil in der Gefäßwand distal von großen Gefäßabgängen deutlich vermindert (Baum u. Thienel 1904, s. Kap. 4).

Auch bei den Pendelschlagversuchen kam es – allerdings nur in 7 von 16 Fällen – zur Intima-Media-Läsion, die Adventitia blieb dennoch erhalten. So konnten die semizirkulären Läsionen makroskopisch nur im Gegenlicht identifiziert werden, wenn sich ein heller Streifen am Pendelaufschlagspunkt erkennen ließ. Äußerlich war durch die intakte Adventitia die Läsion nicht erkennbar. Histologisch jedoch war die Adventitia bogenförmig in das Lumen eingeschlagen (s. Abb. 57). In einem Pendelschlagversuch kam es zur Ausbildung einer sanduhrförmigen Deformation (s. Versuch 10, Tabelle 3). Es hat den Anschein, daß semizirkuläre Läsionen durch Pendelschlag leichter zu induzieren waren als durch Überdehnung, allerdings mit 40–60% Vordehnung des Präparats.

Eine Abhängigkeit der Läsionshäufigkeit vom Ausmaß der Vordehnung war bei den Pendelschlagversuchen nicht gegeben. Während bei den Rupturversuchen ab einer Geschwindigkeit von mehr als 33,3 mm/s und nach einer Dehnung von 80% der Ausgangslänge die Zerreißung bereits erfolgte (s. Tabelle 11), konnte bei den Pendelschlagversuchen die Vordehnung bis 60% ohne weiteres erfolgen. Die Erklärung ist darin zu sehen, daß die Dehnung bei den Pendelschlagversuchen langsam erfolgte, so daß sich die Fasern umordnen konnten (Relaxation). Demgegenüber fand bei den Dehnungsversuchen mit hoher Geschwindigkeit die Belastung in Längsrichtung so rasch statt, daß eine Umstrukturierung nicht mehr möglich war und die Ruptur bereits bei 80% Dehnung erfolgte. Begründet liegt dies im viskoelastischen Verhalten der Arterienwand.

Die Viskoelastizität der Gefäßwand wird durch die glatten Muskelfasern und die hohen Anteile an Proteoglykanen in der Grundsubstanz bedingt. Diese Proteoglykane ermöglichen mit ihrer Eigenschaft als „Gleitmittel" das aneinander Vorbeigleiten der Strukturen (glatte Muskelzellen, Elastinfasern, Kollagenfasern) bei Dehnung der Gefäßwand. Ist die einwirkende Kraft auf die Gefäßwand (z.B. bei Längsdehnung) zu rasch, können die Fasern nicht mehr aneinander vorbeigleiten. Die Dehnbarkeit des Gewebes nimmt extrem ab. Zusätzlich findet eine Funktionsumkehr der Proteoglykane statt: Aus dem Gleitmittel wird ein hochviskoses Material, das die einwirkende Kraft an die Umgebung weiterleitet. Die Steifigkeit des Gewebes wird damit erhöht, die prozentuale Dehnbarkeit bis zur Ruptur erniedrigt.

Dieses Verhalten von viskoelastischem Gewebe ist bekannt (Hartung 1980) und ist auch aus den gewonnenen Meßdaten ableitbar: Bei einer Versuchsgeschwindigkeit von 3,3 mm/s kommt es zur Umstrukturierung des Gewebes mit zunehmender Länge des Präparats. Nach Erreichen der Reißgrenze (137,5%, sd 34,6%) genügte eine relativ geringe Kraft (19.5 N, sd 4,9 N) für die Ruptur. Bei Versuchsgeschwindigkeiten von 33,3 mm/s und mehr fiel die Längenzunahme bis zur Ruptur auf 127% (sd 26,7%), dafür stieg die notwendige Kraft für die Ruptur auf 56,6 N (sd 13,9 N).

Bei Rupturversuchen über eine Kante verringerte sich zwar die prozentuale Dehnung aufgrund der Verkürzung der Dehnungstrecke durch den Spatel auf 107% (sd 19,3%), der Kraftaufwand blieb aber mit 14,1 N (sd 5,3 N) mit den einfachen Rupturversuchen vergleichbar.

Eine Abnahme der prozentualen Dehnung war auch bei Versuchen mit hoher Geschwindigkeit ($>$ 33,3 mm/s) über eine Kante auf 103% (sd 21,6%) zu beobachten, der Kraftaufwand lag mit 41,8 N (sd 7,3 N) in der gleichen Größenordnung wie bei einfachen Rupturversuchen (42,8 N, sd 17,4 N); d.h., hohe Versuchsgeschwindigkeiten mit Spatel hatten keine Auswirkung auf den Kraftaufwand, der zum Zeitpunkt der Ruptur notwendig war.

Die angeführten Ergebnisse werfen die Frage auf, ab welcher Dehnungsgeschwindigkeit die Viskosität der Gefäßwand an Einfluß für das Rupturverhalten gewinnt. Diese Frage war nicht Gegenstand der durchgeführten Versuche. Es läßt sich aber feststellen, daß das Maximum der Viskosität bereits bei Versuchsgeschwindigkeiten von 33,3 mm/s erreicht wird, da noch höhere Versuchsgeschwindigkeiten keine wesentlichen Veränderungen im Kraft-Dehnungs-Verhältnis bedingte (Kurvenwinkel α bzw. tan α, s. Tabelle 17).

Es kann daher angenommen werden, daß Arterien gerade bei Rasanztraumen erheblich gefährdet sind. Rechnet man die Dehnungsgeschwindigkeit von 33,3 mm/s um, so ergeben sich ca. 0,12 km/h. Diese Beschleunigungen sind im heutigen Straßenverkehr leicht erreichbar. Kommt es daher bei einem Motorradunfall mit hoher Geschwindigkeit zur Gefäßläsion, so ist eine extreme Gelenk- oder Frakturdislokation nicht unbedingt Voraussetzung, sondern die Geschwindigkeit der Gefäßdehnung bedingt u.U. bereits seine Ruptur.

Die typische Form der Kraft-Dehnungs-Kurve von Arterien wurde von Roach 1957 genauer beschrieben. Es gelang nachzuweisen, daß der 1. geradlinige Anstieg der Kraft-Dehnungs-Kurve dem Elastin zuzuordnen ist (Abb. 37, Abschnitt A), der 2. geradlinige Verlauf durch die angespannten Kollagenfasern verursacht wird (Abb. 37, Abschnitt C). Im ersten Abschnitt werden nicht nur die Elastinfasern und Anteile der Grundsubstanz mit Muskelfasern angespannt, sondern gleichzeitig die Kollagenfasern aus ihrer gewellten Form ausgerichtet. Erst bei Beginn des 2. geradlinigen Kurvenaufstiegs werden die Kollagenfasern gespannt und weitere aus ihrer Wellenform ausgerichtet. Dieser Vorgang findet bei Längsdehnung von der Innenschicht zur Außenschicht der Gefäßwand statt (Benninghoff 1930; Hartung 1976; Jaeger 1966; Vaishnav 1973).

Nach Hartung (1976) liegt eine vollständige Anspannung sämtlicher Mediastrukturen am Ende des geradlinigen Kurvenanstiegs C vor. Eine weitere Längenzunahme ist dann nur noch durch Dehnung des Kollagennetzes möglich (Abb. 59). Vermutlich findet hier bereits ein Einriß der Innenschicht der Gefäßwand statt, dem kurz darauf die Komplettruptur von Intima und Media folgt, weil gespannte Kollagenfasern maximal 15% gedehnt werden können.

Bei gleichmäßigem Zug und geradlinigem Aufstieg des Abschnitts C einer Kraft-Dehnungs-Kurve (Bergel 1972; Harkness 1961; Jaeger 1966, Abb. 37) kann von einem geordneten Kollagennetz ausgegangen werden, das eine gleichmäßige „Füllung" der Zwischenräume mit Muskelfasern, Elastin, Grundsubstanz etc. aufweist. Die maximale Ausdehnung des Mediakollagennetzes wird durch das „Füllmaterial" limitiert. Dadurch kann sich das Kollagennetz nicht bis zur fadenförmigen Struktur verformen. Das Lumen wird daher bei maximaler Dehnung nicht verschlossen, die Konsistenz der Gefäßwand aber erhöht, weil das „Füllmaterial" durch das Kollagennetz komprimiert wird. Zugleich erlaubt die Bestimmung des Winkels α bzw. tan α dieses geradlinigen

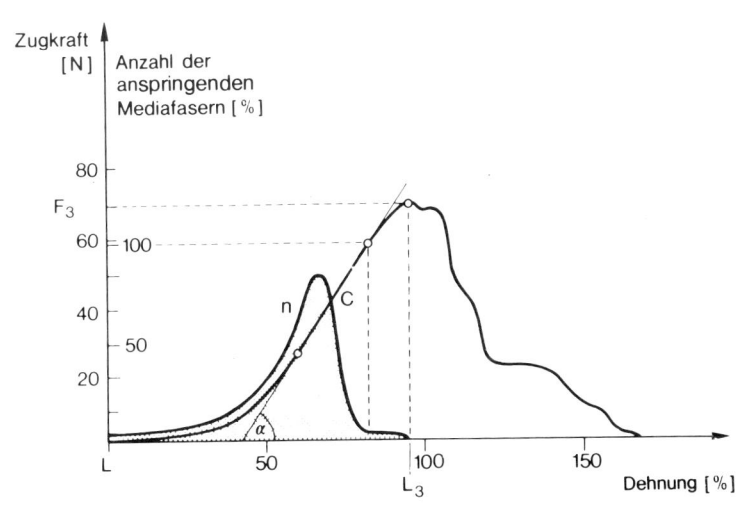

Abb. 59. n = Anzahl der anspringenden Mediafasern (nach Hartung 1976). Angaben zur Kraft-Dehnungs-Kurve s. Abb. 50, Zeichenerklärungen s. Abb. 37

Kurvenabschnitts zur Abszisse (Abb. 37, 45–50) eine Aussage über die Steifigkeit der Arterienwand während dieser Dehnungsphase (Viidik 1973).

Die Meßwerte für den Winkel α sind von der Versuchsgeschwindigkeit abhängig, da mit zunehmender Dehnungsgeschwindigkeit das viskose Arteriengewebe steifer wird. Das bedeutet, daß mit zunehmender Versuchsgeschwindigkeit bei Längsdehnung ein größerer Winkel resultieren müßte. Nachdem die Versuche an 2 verschiedenen Prüfmaschinen durchgeführt werden mußten, liegen unterschiedliche Gerätekonstanten vor. Dies ist bei den Meßergebnissen für den Winkel α zu berücksichtigen.

Die Mittelwerte für den Winkel α bei Dehnungsversuchen mit einer Geschwindigkeit von v = 3,3 mm/s betrugen bei insgesamt 32 Versuchen, die mit der Prüfmaschine der Fa. Zwick durchgeführt wurden, 61° mit einer Standardabweichung von 6,5°. Dabei handelte es sich um Präparate unterschiedlich alter Patienten (16–60 Jahre) mit und ohne histologisch erkennbarer Sklerose sowie um Präparate mit unterschiedlicher Konservierungsdauer (bis 120 Tage bei –18°C) und Versuchsart (s. Tabelle 17). Dies würde bedeuten, daß die Steifigkeit der Media insbesondere durch Konservierung bei –18°C kaum beeinflußt wird. Das entspricht auch den Beobachtungen von Woo (1988), der keine Auswirkungen von Tiefgefrieren auf Kollagengewebe erkennen konnte.

Die Meßergebnisse für den Winkel α für Versuche mit einer Dehnungsgeschwindigkeit von 33,3, 200 und 320 mm/s (durchgeführt mit der Prüfmaschine der Fa. Schenck) ergaben bei insgesamt 16 Präparaten einen Mittelwert von 65° mit einer Standardabweichung von 4,8°.

Die Steifigkeit der Media zeigt in diesen Mittelwerten relativ gleichmäßige Resultate, obwohl verschiedene Versuchsgeschwindigkeiten zugrunde lagen. Diese Ergebnisse deuten darauf hin, daß bei einer Versuchsgeschwindigkeit von 33,3 mm/s die Grenze der maximalen Viskosität bereits überschritten wurde. Rasanztraumen wirken somit ab einer bestimmten Geschwindigkeit auf ein nahezu „starres" Gefäßrohr ein, was eine höhere Verletzbarkeit mit frühzeitiger Ruptur bei Längsdehnung bedeutet.

Die Fläche unterhalb einer Kraft-Dehnungs-Kurve ist bekanntlich ein Maß für die Energie, die in das System gebracht wird. Betrachtet man unter diesem Aspekt die Kraft-Dehnungs-Kurve (Abb. 45–50), dann fällt auf, daß nach erfolgter Intima-Media-Ruptur (Punkt 3 der Abb. 37) und erhaltener Adventitia die Kraft-Dehnungs-Kurve nicht abrupt auf die Nullinie zurückfällt, sondern diese allmählich abfallend erreicht. Die Adventitia selbst muß für diese Veränderung verantwortlich sein, d.h., die Adventitia setzt weiterer Dehnung einen Widerstand entgegen. Der absteigende Kurvenverlauf war in allen Versuchen ungleichmäßig, die darunterliegende Fläche unterschiedlich groß.

Häufig war beim Abfall der Kraft-Dehnungs-Kurve (Dehnungsversuche mit Ruptur) bis zur Nullinie ein weiterer Gipfel oder Plateau zu beobachten (Punkt 4 der Abb. 37, Abb. 45–50). Eine Interpretation dafür erlaubt das spezielle Verhalten der dreidimensionalen Scherengitterstruktur der Adventitia: Nach der Intima-Media-Ruptur zieht sich die Adventitia fadenförmig in die Rupturstelle hinein, da die Mediaenden sich aufgrund der elastischen Bestandteile retrahieren (s. Abb. 38). So erfolgt momentan ein rascher Abfall der Kraft-Dehnungs-Kurve im Anschluß an die Ruptur. Bei weiterer Dehnung spannt sich die Adventitia an, so daß es zu einem erneuten, kurzzeitigen Anstieg der Kraft-Dehnungs-Kurve kommt (Punkt 4 der Abb. 37), bis der Widerstand der Adventitia durch Rupturvorgänge abnimmt, die Kraft-Dehnungs-Kurve erneut zu fallen beginnt und schließlich die Nullinie erreicht. Dies bedeutet zweierlei: Wenn erstens Intima und Media rupturiert sind, bringt die Adventitia noch so viel Widerstand auf, daß ein Zusammenziehen der rupturierten Gefäßenden vorstellbar ist, und zweitens läßt der unregelmäßige Kurvenverlauf auf eine ungleichmäßig kräftige Adventitiaschicht schließen, so daß durch unterschiedliche Verteilung des Widerstands ein „Ausfransen" der Kollagenfasern resultiert.

5.8 Zusammenfassung

Bei Längsdehnung einer Extremitätenarterie kommt es zu einer linearen Zunahme der Steifigkeit mit Verkleinerung des Durchmessers, das Lumen wird dabei nicht verschlossen. Nach Ausdehnung sämtlicher Fasern von innen nach außen folgt relativ rasch eine zirkuläre Ruptur von Intima und Media. Eine inkomplette, semizirkuläre Läsion ist durch Längsdehnung schwierig zu induzieren.

Nach der Ruptur von Intima und Media retrahieren sich die Rupturenden aufgrund der elastischen Bestandteile, die intakte Adventitia zieht sich in die Defektzone hinein. Dies wird durch ihre Scherengitterstruktur ermöglicht, die sich dabei fadenförmig zusammenzieht. Eine weitere Dehnung bewirkt ein Anspannen dieser Struktur, was sich in der Kraft-Dehnungs-Kurve als 2. Gipfel oder Plateau bemerkbar macht. In dieser Phase zieht die Adventitia die rupturierten Mediaenden wie ein „Fingerfänger" zusammen. Erst danach erfolgt ein Zerreißen der Adventitia mit spitz zulaufenden Rupturenden.

Längsgespaltene Segmente zeigten eine Ruptur der Media nahezu senkrecht zur Gefäßlängsachse; ebenso auch angeschnittene Gefäßsegmente, wobei durch Abscheren der noch intakten Adventitia von der Media ein Einschnitt nach der Intima-Media-Ruptur verschlossen wurde.

Die Dehnungsversuche über eine Kante zeigten eine geringere Gesamtdehnung bis zur Ruptur. Die Ruptur erfolgte im beweglichen Teil der Versuchsanordnung durch rascheres Ausdehnen des Segmentabschnitts zwischen Kante und Fixation am beweglichen Teil des Versuchsaufbaus. Das Rupturverhalten des Gefäßes war unverändert.

Hohe Dehnungsgeschwindigkeiten erhöhen die Steifigkeit des Arteriengewebes, erniedrigen die prozentuale Dehnung bis zur Ruptur, für die aber eine höhere Zugkraft notwendig ist (Rasanztraumen!). Die Rupturform gleicht der von einfachen Rupturversuchen.

Pendelschlagversuche an vorgedehnten Präparaten verursachten am Aufschlagspunkt vorwiegend semizirkuläre Läsionen der Intima-Media-Schicht bei intakter Adventitia im Gegensatz zu den Dehnungsversuchen mit zirkulärer Intima-Media-Ruptur und fadenförmiger Adventitiaausziehung.

Die Histologie sämtlicher Präparate ergab in keinem Fall Hinweise für eine „Intima-" bzw. „Intima-Media-Einrollung" mit Lumenokklusion. Der Vergleich der experimentell rupturierten Gefäßsegmente mit Gefäßläsionen verunfallter Patienten zeigten makroskopisch und mikroskopisch eine große Ähnlichkeit, so daß die angegebene Versuchsmethodik mit dem Verletzungsmechanismus in vivo bei Frakturen und Luxationen übereinstimmen dürfte.

6 Rheologie des Blutes

Das rheologische Verhalten des Blutes (Lowe 1988) ist deswegen von Interesse, weil die Blutbestandteile ein unterschiedliches Fließverhalten aufweisen. Damit ist Blut den sog. Nicht-Newton-Flüssigkeiten zuzurechnen.

Die zeitliche Änderung der Differenz der Fließgeschwindigkeit des Blutes mit dem Gefäßradius bezeichnet man als Schergeschwindigkeit. Die Schergeschwindigkeit einer normalen Arterie beträgt ca. $650\,s^{-1}$ bei einer Strömungsgeschwindigkeit von 8 cm/s. In Arteriolen liegen Schergeschwindigkeiten bis zu $10\,000\,s^{-1}$ vor (Baumgartner u. Sakariassen 1985).

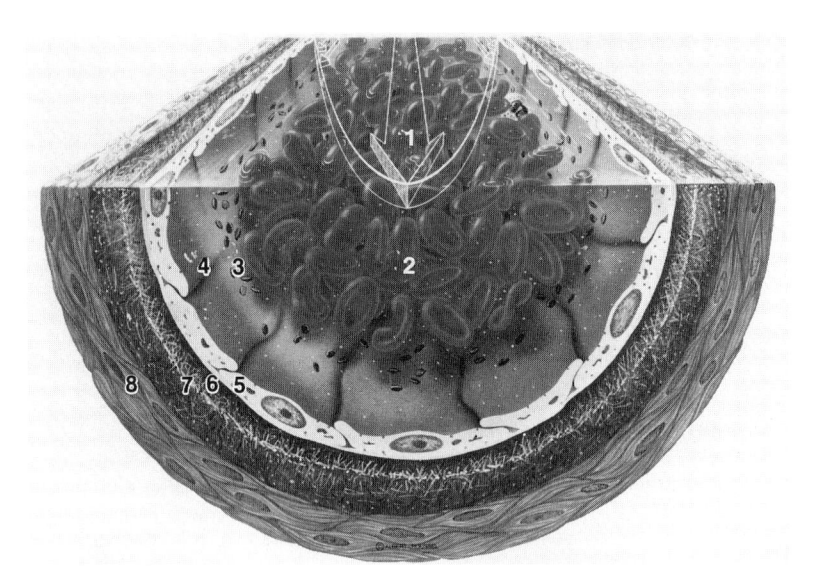

Abb. 60. Schematische Darstellung der Verhältnisse unter normalen Viskositätsbedingungen: Im Zentrum bewegt sich ein parabolischer Erythrozytenstrom, der auf einer plasmatischen Schmierschicht in Wandnähe gleitet. Zwischen Erythrozyten und Plasma bewegen sich starre Bestandteile des Blutes (z.B. Thrombozyten, Leukozyten etc.). Die dargestelle Arteriole hat einen Durchmesser von ca. 100 μm. (Aus Albert-Roussel 1976). *1* Ausgeprägt parabolisches Fließprofil mit hoher Schergeschwindigkeit; *2* zentraler Blutstrom beschleunigt mit frei beweglichen Erythrozyten; *3* Thrombozyten-Randstrom ohne Neigung zur Adhäsion; *4* Plasmasaum mit geringer Vernetzung von Fibrinogen; *5* Endothel; *6* Basalmembran; *7* Elastica interna; *8* innerste Zellschichten der Media

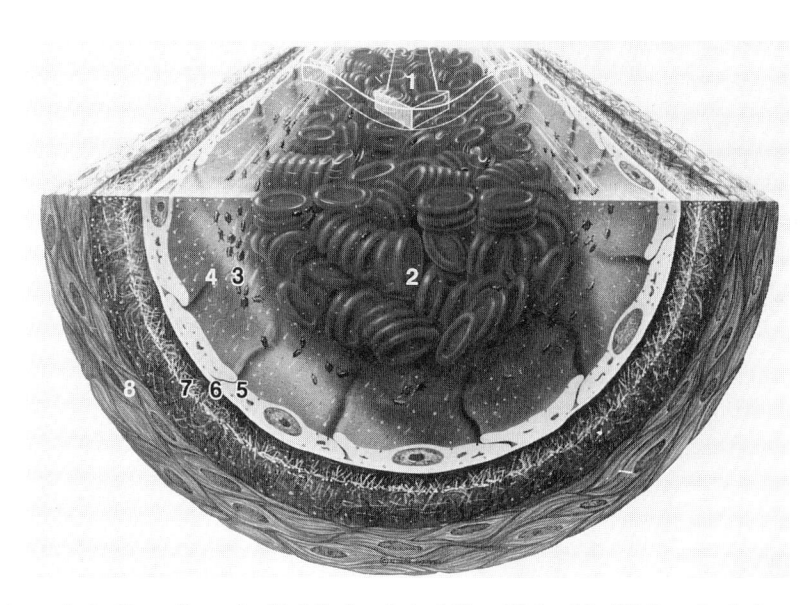

Abb. 61. Schematische Darstellung der Verhältnisse bei erhöhter Viskosität: Fließgeschwindigkeit und Scherkräfte sind deutlich vermindert, es kommt zur Ausbildung von Geldrollen durch die Erythrozyten. Das parabolische Fließprofil ist deutlich abgeflacht. Thrombozyten haften an den Erythrozyten, das plasmatische Fibrinogen beginnt sich zu organisieren. Durchmesser der dargestellten Arteriole ca. 100 μm. (Aus Albert-Roussel 1976). *1* Abgeflachtes Fließprofil mit erniedrigter Schergeschwindigkeit; *2* zentraler Blutstrom verlangsamt, Neigung der Erythrozyten zur Geldrollenbildung; *3* Thrombozyten mit gesteigerter Neigung zur Adhäsion (Stechapfelform); *4* Plasmasaum mit beginnender Vernetzung von Fibrinogen; *5* Endothel; *6* Basalmembran; *7* Elastica interna; *8* innerste Zellschichten der Media

Das Fließverhalten des Blutes innerhalb der großen Gefäße entspricht angenähert einer Poiseuille-Strömung, das bedeutet, daß die Scherkräfte in Gefäßwandnähe hoch sind und nach zentral (axial) abnehmen. Es resultiert eine parabolische Strömung mit deren Spitze in Gefäßmitte (Abb. 60).

Nachdem die Erythrozytenmembran um den Zellinhalt „rotieren" kann, besitzt der Erythrozyt die Tendenz und Fähigkeit hohen Scherkräften auszuweichen (sog. „Fluidität" der Erythrozyten). Dies bedeutet eine Orientierung der Erythrozyten zum Zentrum des Gefäßes, wodurch übrige, starre Bestandteile nach peripher verdrängt werden, u.a. Thrombozyten, Plasma, Leukozyten etc. Die Fluidität der Erythrozyten ist eine Voraussetzung für die Herabsetzung der Viskosität des Blutes in engen Gefäßen (Fåhraeus-Lindquist-Phänomen), d.h., ein sich rasch bewegender axialer Erythrozytenzug gleitet auf einer umgebenden plasmatischen „Schmierschicht". Dieses Phänomen gilt insbesondere für die Arteriolen von 10–300 μm Durchmesser. Bei Verkleinerung des Gefäßlumens findet also eine Entmischung des Blutes statt. Dadurch gelangen unflexible Bestandteile (z.B. Thrombozyten) zusammen mit großmolekularen Eiweißkörpern (Plasma) in Gefäßwandnähe (Goldsmith 1970).

Bei hoher Viskosität mit Flußverlangsamung und geringen Scherkräften kommt es zur Geldrollenbildung der Erythrozyten mit Okklusion der Arteriolen. Über das plasmatische Fibrinogen werden die Erythrozyten (bei gleichzeitiger Verringerung der fibrinolytischen Substanzen aus den Endothelzellen) unter Mitwirkung der Thrombozyten irreversibel vernetzt (Abb. 61).

Eine Abnahme der Fließgeschwindigkeit und der Scherkräfte liegt auch bei mechanischem Verschluß des Lumens vor. Erfolgt eine rasche Beseitigung des Hindernisses, lösen sich die „Geldrollen" wieder auf. Sind die Erythrozyten in ihrer Geldrollenform bei längerer Stase durch ein Fibrinnetz organisiert, hat sich ein „roter" Thrombus entwickelt. Ein „weißer" Thrombus besteht dagegen vorwiegend aus Thrombozyten. Diese Vorgänge sind demnach auch bei traumatischem Gefäßverschluß zu erwarten. Der Thrombusaufbau der Abb. 4 läßt die „roten" und „weißen" Anteile gut erkennen.

7 Thrombogenese in Arterien

Bei der arteriellen Thrombogenese handelt es sich primär um einen reinen Thrombozytenthrombus. Im Gegensatz dazu ist die plasmatische (humorale) Gerinnung mit dem bekannten Extrinsic- und Intrinsic-System (mit kaskadenartigem Ablauf und Ausbildung eines Fibrinnetzes) zu unterscheiden. Während das humorale Gerinnungssystem intravasal nur bei nahezu vollständiger Blutstase oder zumindest verlangsamter Fließgeschwindigkeit des Blutstroms mit einer Schergeschwindigkeit unter $50\,s^{-1}$ aktiv werden kann (Venen), wird die zelluläre Thrombogenese insbesondere im arteriellen System auch bei Schergeschwindigkeiten von über $2600\,s^{-1}$ wirksam (Baumgartner 1984; Weiss 1987).

Seit 1962 ist bekannt, daß Thrombozyten mit Mischkollagenen reagieren (Born 1962). In vitro konnte photometrisch gezeigt werden, daß eine maximale Thrombozytenaggregation nach Vermischen von thrombozytenhaltigem Plasma mit Kollagen I nach ca. 2–3 min erfolgt (Fitzsimmons 1986), zu demselben Ergebnis kommt Mazurov (1989) mit Kollagen III. Zusätzlich läßt sich beobachten, daß mit steigender Schergeschwindigkeit in den Arterien der Thrombozytenthrombus schneller wächst und stabiler wird (Baumgartner 1984).

Allerdings sind für die Thrombozyten-Kollagen-Interaktionen einige Voraussetzungen von seiten der Thrombozyten bzw. des Kollagens erforderlich.

7.1 Zelluläre Thrombogenese

Für die Ausbildung eines Thrombozytenthrombus sind sowohl eine Aktivierung der Thrombozyten als auch eine Adhäsion, Aggregation und letztlich eine Thrombusstabilisierung durch Fibrin erforderlich. Schließlich muß es einen feed-back-Mechanismus zur Begrenzung des Thrombuswachstums geben (Baumgartner 1984).

7.1.1 Thrombozyten

Die Thrombozytenfunktion in bezug auf die zelluläre Thrombogenese liegt vorwiegend in der Thrombozytenmembran, der zytoplasmatischen Granula und dem „dense tubular system" (DTS) lokalisiert (Drouet 1986). Darüber hinaus wird über das kalziumabhängige „surface connecting system" die Bildung von „Pseudopodien" nach Thrombozytenaktivierung ermöglicht.

In der *Thrombozytenmembran* sind Glykoproteine (GP) integriert, die einerseits einen direkten Kontakt mit Kollagen ermöglichen (GP I), andererseits Anheftungsstellen

(GP IIb, GP IIIa) für Substanzen bilden (z.B. Fibronektin, Willebrand-Faktor, Fibrinogen, Thrombin, Thrombospondin), die einen interzellulären Kontakt bzw. eine stabile Anheftung der Thrombozyten z.B. an der Matrix (Kollagen) ermöglichen und damit eine weitere Aktivierung von Thrombozyten induzieren können (Meyer u. Baumgartner 1985). Die Struktur dieser Glykoproteine ist zwischenzeitlich vollständig analysiert (Fitzgerald 1987). Anhand eines Modells läßt sich die Anzahl der Anhaftungsstellen für den Willebrand-Faktor beispielsweise auf ca. 31 000–36 000 (Phillips 1982) pro Thrombozytenoberfläche schätzen, für Kollagen auf über 300 000 (Phillips 1982), für Fibronektin auf ca. 100 000 (Ginsberg 1983). Zudem gelangt bei Aktivierung eines Thrombozyts ein Phospholipid an die Außenseite der Thrombozytenmembran, das als Plättchenfaktor 3 (PTF 3) bezeichnet wird. In Verbindung mit Kalzium vermag der PTF 3 aktivierte Gerinnungsfaktoren (Va, IXa und Xa) (Weiss 1987) zu binden, wodurch die Thrombinbildung erheblich beschleunigt wird (Zwaal 1986). Dieses Thrombin aktiviert auch die Thrombozyten (s. unten).

Das „*dense tubular system*" *(DTS)* dient als Kalziumspeicher. Eine Mobilisierung dieser Ionen wirkt als Katalysator für nahezu alle Reaktionen, die mit einer Thrombozytenadhäsion bzw. -aggregation in Zusammenhang stehen.

Zu den *Thrombozytengranula* gehören die sog. „dense bodies", die vorwiegend ADP, Serotonin und Epinephrin speichern. Zusätzlich konnte in der Thrombozytengranula selbst der Willebrand-Faktor, der plättchenaktivierende Faktor (PAF) und Thromboxan A_2 nachgewiesen werden. Des weiteren ließen sich Fibrinogen, Fribronektin, Thrombospondin und Faktor V aus der Granula isolieren (Drouet 1986). Die genannten Substanzen erfüllen verschiedene Funktionen: Die Thrombozytenadhäsion z.B. wird von dem Willebrand-Faktor unterstützt, die Thrombozytenaggregation von den folgenden Adhäsinen: Fibronektin, Fibrinogen, Thrombospondin und Willebrand-Faktor. Die Aktivierung von anderen Thrombozyten wird erreicht durch ADP, Serotonin, Thromboxan A_2, Epinephrin, PAF und Kalzium. Die Koagulation selbst mit Ausbildung eines Fibrinnetzes wird durch den enthaltenen Faktor V begünstigt. Außer den genannten Funktionen haben die erwähnten Substanzen noch weitere Nebenwirkungen, z.B. Vasokonstriktion durch Thromboxan A_2, auf die in diesem Zusammenhang nicht näher eingegangen werden soll.

7.1.2 Kollagen

Voraussetzung für die Thrombozyten-Kollagen-Interaktion ist die tertiäre bzw. quartäre Struktur des Kollagens (Fitzsimmons 1986; Houdijk 1985). Einzelne Kollagenmoleküle (auch Tropokollagen) bzw. denaturiertes Kollagen reagieren nicht mit Thrombozyten (Muggli 1973). Der Ort am Kollagen, der für die Interaktion verantwortlich ist, kann nicht genau bestimmt werden. Barnes (1986) kommt zu der Überzeugung, daß mehrere Stellen an der α1-Kette des Kollagenmoleküls für eine Interaktion mit Thrombozyten in Frage kommen. Ein Unterschied in der Reaktion zwischen Thrombozyten und Kollagen I bzw. III (beide Kollagene sind in der Gefäßwand vorhanden) konnte nicht gefunden werden (Barnes 1982). Diese Beobachtung gilt auch für andere Kollagentypen, vorausgesetzt, daß auch diese eine tertiäre bzw. quartäre Struktur aufweisen. Dies bedeutet, daß das Kollagen als Fibrille oder Faser vorliegen muß, um die räumliche Struktur für die Anheftung von Thrombozyten gewährleisten zu können.

7.1.3 Thrombozytenaktivierung (Thrombozytenadhäsion)

Die Aktivierung der Thrombozyten kann durch exogene Faktoren, aber auch durch thrombozytenendogene Substanzen erfolgen (s. oben). Zu den exogenen Aktivatoren zählen: PAF der Leukozyten, Kollagen, Thrombin, Adrenalin, aggregierte Immunglobuline G, ADP, Epinephrin u.a. Als endogene Substanzen, die bei einer Thrombozytenaktivierung freigesetzt werden, zählen u.a. PAF, Thromboxan A_2, ADP, Serotonin, Kalzium und PF 3.

Es wird allgemein angenommen, daß der primäre Kontakt zwischen Kollagen und Thrombozyten recht schwach und reversibel ist (Thrombozytenadhäsion). Es kommt dabei zu einem direkten Kontakt der Glykoproteine Ia und Ib an der Thrombozytenmembran mit Kollagen. Gleichzeitig erfolgt aber eine Aktivierung der Thrombozyten mit Ausstülpung von „Pseudopodien" und zusätzlich eine Kalziumausschüttung aus dem DTS, so daß eine Fülle von Reaktionen ausgelöst werden, die eine weitere Aktivierung von Thrombozyten bedingen und damit verschiedene Kettenreaktionen in Gang setzen.

Im wesentlichen sind es 2 Kreisläufe, die die Thrombozytenaktivierung fortsetzen. Zum einen das Thromboxan A_2 (ein Arachidonsäureabkömmling im Thrombozyt) und andererseits das Thrombin, dessen Bildung durch den Plättchenfaktor 3 beschleunigt wird und für die weitere zelluläre und plasmatische Gerinnung von größter Bedeutung ist.

7.1.4 Thrombozytenaggregation

Gleichzeitig kommt es zur irreversiblen Verbindung zwischen Thrombozyten und Kollagen unter Beteiligung des Willebrand-Faktors, Fibronektin, Fibrinogen, Thrombin, Thrombospondin, Vitronektin etc. (Adhäsine). Ihnen allen gemeinsam ist ein Tetrapeptid, das für die Anheftung an eine Zelle verantwortlich zu sein scheint: Arginin, Glycin, Asparagin, Serin (internationale Kurzform: RGDS) (Zimmermann 1988; Pierschbacher 1984; Santoro 1987; Fitzgerald 1987).

7.1.5 Regulierung des Thrombuswachstums

Die Begrenzung des Thrombuswachstums scheint über das Prostazyklin (ein Arachidonsäureabkömmling der Endothelzelle mit gefäßerweiternder Wirkung) zu erfolgen. Über das Prostazyklin wird das zyklische Adenosinmonophosphat (cAMP) gebildet, das eine weitere Kalziumfreisetzung hemmt und die Bindung von freiem Kalzium fördert. Auf diese Weise erfolgt eine Hemmung des Arachidonsäurezyklus mit Eindämmung der Thromboxan-A_2-Bildung in Thrombozyten (Baumgartner 1984). Damit besteht ein direkter Antagonismus zwischen Thromboxan A_2 und Prostazyklin.

7.2 Thrombozyten-Kollagen-Interaktion bei Überdehnungsverletzungen von Arterien

Im Falle einer Arterienüberdehnung kommt es zuerst zur Zerreißung des Intima-Media-Zylinders, während die Adventitia durch ihre Scherengitterstruktur weiter nachgeben kann. So entsteht ein „Fingerfängermechanismus" der Adventitia gegenüber dem rupturierten Intima- und Mediaschlauch, der unter Lumeneinengung zusammengezogen wird. Begünstigt wird dieser Vorgang durch die dreidimensionale Scherengitterstruktur und die relativ langen Kollagenfasern der Adventitia. Kommt es schließlich zur Adventitiaruptur, werden die Fasern der Adventitia aus dem Verbund gezerrt, so daß die Adventitiastruktur zipfelig ausgezogen erscheint. Demnach kommt es sowohl bei erhaltenem Adventitiaschlauch als auch bei völliger Dissektion einer Arterie durch Überdehnung zu einer Abdichtung des Lumens gegenüber dem perivaskulären Gewebe durch Adventitiagewebe.

Die Adventitia selbst ist (auch im ausgezogenen Zustand) für Blut permeabel. Neben einer Strömungsverlangsamung entsteht eine Filtration, bei der die Thrombozyten am Adventitiakollagen haften bleiben, bis eine vollständige Abdichtung resultiert. Begünstigt wird dieser Vorgang bei Gefäßüberdehnung mit Abscherung der Adventitia von der Media dadurch, daß die Adventitia einen hohen Kollagenanteil besitzt. So können die Thrombozyten sofort mit den Kollagenfasern reagieren. Mitzuberücksichtigen ist dabei, daß auch das perivaskuläre Bindegewebe Kollagen enthält, so daß auch hier die Möglichkeit der zellulären Thrombogenese gegeben ist. Da aktivierte Thrombozyten aktivierte Gerinnungsfaktoren an ihre Membran binden können, erfolgt in Verbindung mit der zellulären Thrombogenese sofort die Bildung von Fibrin. Die Ausbildung eines stabilen Fibrinnetzes bedarf ca. 20 min (Barthels 1987), wodurch der Thrombozytenthrombus weiter stabilisiert wird.

7.3 Zusammenfassung

Die zelluläre Thrombogenese über eine Thrombozyten-Kollagen-Interaktion findet bei direktem Kontakt der beiden Substrate sofort statt. Nach anfänglich lockerer Adhäsion der Thrombozyten wird bei gleichzeitiger Aktivierung der Thrombozyten eine stabile, irreversible Aggregation bewirkt.

Bei Überdehnungsverletzungen der Arterien – z.B. bei Frakturen und Luxationen – wird nach Ruptur des Intima-Media-Schlauchs die Adventitia von der Media langstreckig abgeschert, die Rupturstelle sanduhrförmig deformiert oder bei Komplettruptur das Gefäß „wurstzipfelförmig" verschlossen. Damit kommt es zu einem ausgedehnten Thrombozyten-Kollagen-Kontakt. Auf diese Weise wird bei Überdehnungsverletzungen von Arterien das Kollagennetz der Adventitia innerhalb kürzester Zeit abgedichtet und größere arterielle Blutungen verhindert. Unterstützend wirkt dabei der „Fingerfängermechanismus" der Adventitia gegenüber dem rupturierten Intima-Media-Schlauch nach proximal und distal.

8 Experimentelle Überdehnung der A. femoralis beim Schaf in situ

Klinische Beobachtungen zeigten, daß sowohl Gliedmaßenabrisse als auch Arterienverletzungen bei Frakturen bzw. Luxationen trotz totaler Zerreißung der Arterie im Sinne einer Überdehnungsverletzung keine nennenswerten Blutungen aufwiesen. Die experimentellen Untersuchungen an isolierten Arteriensegmenten (s. Kap. 5) ergaben ein gleichartiges Verhalten der Adventitia unter verschiedenen Bedingungen. In der Literatur finden sich zudem wissenschaftlich begründete Hinweise für eine direkte Thrombozyten-Kollagen-Interaktion. Nachdem auch histologische Patientenpräparate Hinweise für einen Lumenverschluß durch eine zelluläre Thrombogenese ergaben – ohne Hinweis auf eine Beteiligung der Intima bzw. Intima-Media – waren die Voraussetzungen für ein gezieltes Tierexperiment gegeben. Das Tierexperiment sollte die wissenschaftlich-experimentell gewonnenen Erkenntnisse unter „In-vivo-Bedingungen" bestätigen.

8.1 Material und Methodik

Bei 8 ausgewachsenen Merino-Fleischschafen mit einem durchschnittlichen Alter von 1,7 Jahren und einem mittleren Gewicht von 67 kg war die schonende Tötung zur supravitalen Gewinnung kompletter Kniegelenkpräparate durch Hüftexartikulation vorgesehen. In diesem Rahmen wurden kurz vor der Tötung in Intubationsnarkose Versuche an der freigelegten A. femoralis durchgeführt.

Die Schafe wurden im Stall des Zentralen Tierlabors der Medizinischen Hochschule Hannover freilaufend in der Herde gehalten. Haltung, Ernährung und Versuchsplanung standen unter dauernder veterinärmedizinischer Aufsicht. Normalwerte der Blutgerinnung für diese Schafrasse wurden im Zentrallabor für Versuchstierzucht ermittelt (Tillman 1981).

8.1.1 Narkosedurchführung

Über einen Zugang zur V. jugularis externa wurde mit 0,5 mg Atropinsulfat prämediziert und anschließend die Narkose mit 10–15 ml Pentobarbital-Na (60 mg/ml Nembutal[7]) eingeleitet. Endotracheale Intubation mit einem 8,5er-Magill-Tubus. Unterhalt der Narkose mit 0,8–1,5% Halothan und N_2O/O_2 im Verhältnis 2:1 als

---

[7] Fa. Ceva, Bad Segeberg.

Trägergas. Nach Versuchsende Abtötung des Tiers mit 10 ml T 61[8] i.v. in unverminderter Narkosetiefe.

8.1.2 Präparationsmethode

Lagerung auf dem Rücken mit fixierten Hinterläufen. Rasur der Regio inguinalis und des Trigonum femorale und ca. 15 cm langer Hautschnitt zur Darstellung der A. femoralis bis ca. 10 cm unterhalb des Leistenbandes. Ligatur aller kleineren Abgänge bis auf die A. profunda femoris und kräftige Muskeläste. Anschlingen der Abgänge sowie des Hauptgefäßes proximal und distal mit 2,0-mm-Silikonschläuchen.

Bei 1 Tier wurde das Gefäß ohne weitere Manipulation als Kontrollpräparat entnommen.

8.2 Versuchsablauf

Eine experimentelle Überdehnungsverletzung von Arterien in situ ist technisch schwierig. Durch einfachen Zug mit den Fingern ist dies nicht zu realisieren. Zudem kann der Fingerdruck unkalkulierbare Schäden setzen, da die Fixierung mit den Fingern Probleme bereitet. Aus diesen Gründen mußten die folgenden Versuchsanordnungen gewählt werden.

Versuch 1: Einführung eines 2,0-mm-Fogarty-Cava-Katheters[9] über die A. profunda femoris in das Hauptgefäß. Trotz maximaler Dilatation des Ballons (10 cm^3 physiologische Kochsalzlösung) konnte keine Gefäßläsion induziert werden. Histologische Untersuchung des Gefäßes (s. unten).

Versuch 2: Einführung eines flexiblen Fiberendoskops[10] über die A. profunda femoris. Setzen einer stumpfen äußeren Läsion quer über die A. femoralis ca. 5 cm unterhalb des Leistenbandes mit stumpfer Beißzange (Abb. 62). Bei makroskopisch intakter Adventitia endoskopischer Nachweis der kompletten Intima-Media-Durchtrennung (Histologie s. unten).

Versuch 3-7: Setzen einer Wandläsion mit der Beißzange (wie Versuch 2) und Ballondilatation (wie Versuch 1). Ruptur von Intima und Media im Bereich der Läsion, wobei der Ballon an einer Stelle der Adventitia herausgedrückt wurde. In der restlichen Zirkumferenz blieb der Adventitiaschlauch erhalten. Digitaler Längszug an der Adventitia bis zur sanduhrförmigen Deformierung (Abb. 63–65). Freigabe des Blutstroms. Nachlassen des Längszugs und Kontrolle der Dichtigkeit des Gefäßstumpfs. Asservierung des Präparats mit Blutsäule durch proximales Abbinden (Histologie s. unten).

Versuch 8: Schonende Präparation der A. femoralis und Histologie als Kontrollbefund.

---

[8] Fa. Hoechst, Frankfurt/M.
[9] Fa. Edwards, Irvine/USA, Modell 62-080-8/14 F.
[10] Fa. Storz, Katalog-Nr. 11271 A.

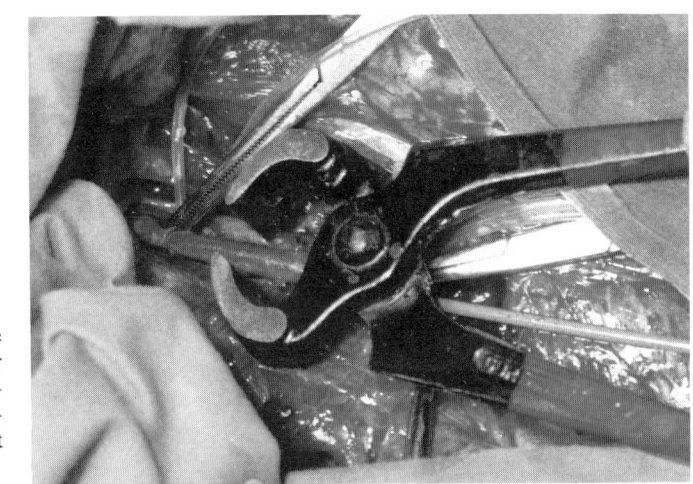

Abb. 62. Stumpfe Vorschädigung der Media durch Quetschung nach Abklemmen der Arterie mit Silikonschläuchen

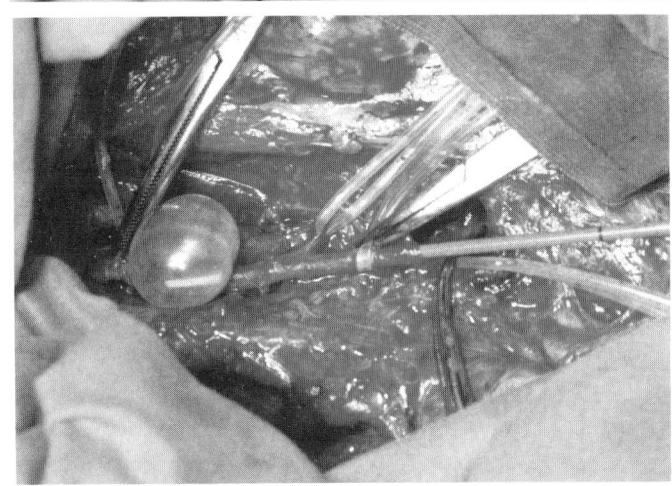

Abb. 63. Vorschieben des Ballonkatheters über einen Seitenast bis zur Läsionsstelle und Füllung des Ballons; Ruptur der Gefäßwand unter größtmöglichem Erhalt der Adventitia

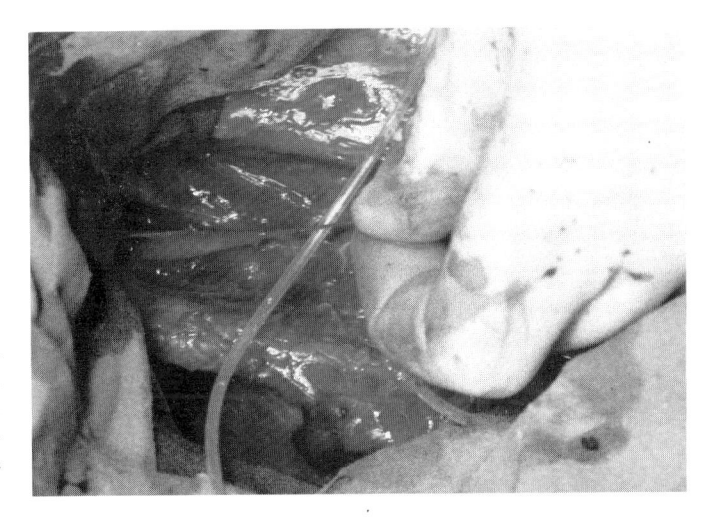

Abb. 64. Digitaler Längszug an der Adventitia vom proximalen und distalen Rupturende nach Freigabe des Blutstroms

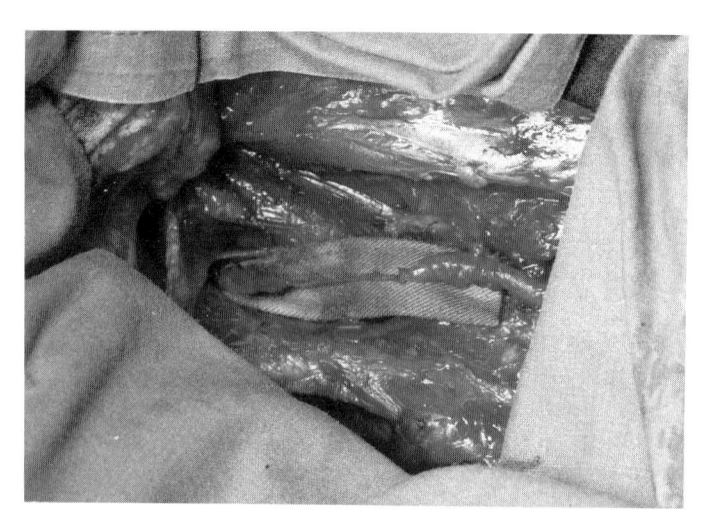

Abb. 65. Nach ca. 3 min pulsierende Arterie ohne arterielle Blutung. Um die Rupturstelle besser darzustellen, wurde ein Streifen Stoff untergelegt.

8.2.1 Materialentnahme und Histologie

Entnahme der ca. 5 cm langen Gefäße mit ligierten, rupturfernen Enden, Fixierung in Formaldehyd 5%. Nach Entwässerung in aufsteigender Alkoholreihe Einbettung in Paraffin bzw. Methylacrylat. Färbung der 4–6 μm dicken Schnitte nach van Gieson und mit modifizierter Ladewig-Elasticafärbung. Betrachtung der Präparate mit Universalmikroskop und Fotodokumentation mit automatischer Kamera.

8.3 Ergebnisse

In Versuch 1 konnte nachgewiesen werden, daß die maximale Füllung des Kavaballonkatheters mit 10 cm^3 physiologischer Kochsalzlösung keine mechanische Verletzung des Gefäßes verursacht. Dies wurde auch histologisch bestätigt. In Versuch 2 wurde die Arterienwand mit einer stumpfen Beißzange gequetscht, wobei die Adventitiafasern erhalten werden konnten. Um das Ausmaß der Läsion zu überprüfen erfolgte eine endoskopische Kontrolle. Bemerkenswert ist die Tatsache, daß nach Entfernung des Endoskops und Freigabe des Blutstroms kein Blutaustritt an der Läsionsstelle erfolgte. Auch nach 45 min war eine Pulsation distal der Quetschverletzung unvermindert tastbar. Histologisch war eine Auffüllung der Läsion mit Thrombozyten zu erkennen ohne thrombotischen Verschluß des Lumens.

Die Kombination der Technik von Versuch 1 und 2 erlaubte schließlich in den Versuchen 3–7 eine komplette Ruptur von Intima und Media mit größtmöglichem Kontinuitätserhalt des Adventitiagewebes.

Bei Zug an der restlichen, noch intakten Adventitia konnte ein Abscheren der Adventitiafasern von der Media auf einer Strecke von 1–1,5 cm beobachtet werden. Es zeigte sich letzlich das gleiche makroskopische „Sanduhrphänomen" wie bei traumatischen Gefäßrupturen. Es kam nur zu einem geringfügigen Blutaustritt durch das

Adventitiagewebe. Nach ca. 2–2,5 min konnte auf den Zug am Adventitiaschlauch verzichtet werden, da dieser zu diesem Zeitpunkt bereits „verklebt" und abgedichtet war. Das proximale Arterienende pulsierte im Gewebe ohne zu bluten. Bei der histologischen Untersuchung zeigte sich kein Hinweis für eine „Intimaeinrollung" bzw. „selbsttätigen Lumenverschluß" durch eingekrempeltes Mediagewebe. Vielmehr war eine weite Abscherung der Adventitia von der Media zu erkennen mit thrombotischem Material zwischen den Schichten (Abb. 66, 67).

8.4 Zusammenfassung

Beschreibungen von Arterienrupturen ohne Massenblutung sind in der neueren und älteren Literatur zu finden (s. Kap. 1). Eigene Beobachtungen bei klinischen Fällen waren Grundlage für experimentelle Untersuchungen an isolierten, menschlichen Arteriensegmenten (s. Kap. 5). Dabei war ein ganz spezifisches Verhalten der Adventitia, die überwiegend aus Kollagenfasern aufgebaut ist, bei Überdehnungsrupturen und Pendelschlagversuchen zu erkennen gewesen. Dieses Verhalten ist mit den wissenschaftlichen Erkenntnissen aus der Kollagenforschung vereinbar. Der Vorgang einer Abdichtung der Adventitia war anzunehmen, da normalerweise die Adventitia für Blut durchlässig ist und mechanische Vorgänge („Einrollung" u.ä.) als Verschlußursache an der proximalen Rutpurstelle großer Arterien nicht zu erkennen bzw. zu erklären waren. Neuere Erkenntnisse aus der Thrombozyten- und Atheroskleroseforschung ergaben Hinweise für eine direkte Thrombozyten-Kollagen-Interaktion (s. Kap. 7). Die Histologie klinischer Fälle (s. Kap. 1) und Erkenntnisse aus der Rheologie (s. Kap. 6) ergaben dafür weitere Anhaltspunkte.

Der Nachweis der Thrombozyten-Kollagen-Interaktion als Ursache für den Gefäßverschluß nach Überdehnungsruptur war nur tierexperimentell unter „In-vivo-Bedin-

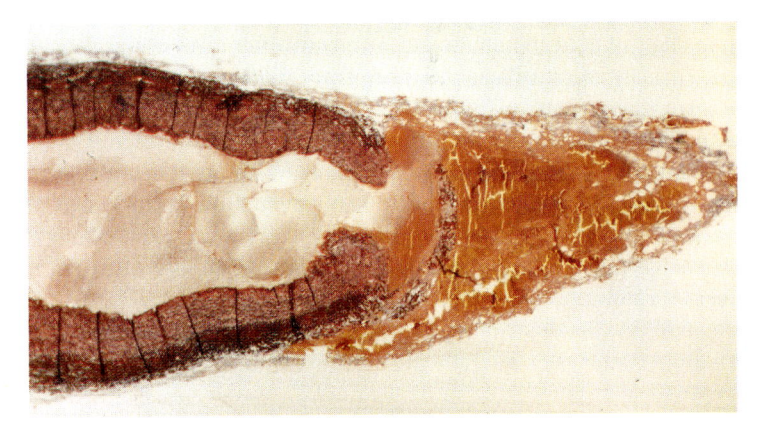

Abb. 66. Proximale Rupturstelle. Die Blutsäule wurde im Gefäß belassen. Deutlich erkennbare Strömungslinien der korpuskulären Blutbestandteile im Zentrum des Gefäßes. Die Media haftet an der Adventitia und zeigt keine „Einrollung". Die Adventitia ist von Blut durchsetzt. Kein Hinweis für perivaskuläre Thrombose. Das Präparat hat eine deutlich gestreckte Form (Blutdruck!). (Vergr. 15:1, modifizierte Ladewig-Elastikafärbung)

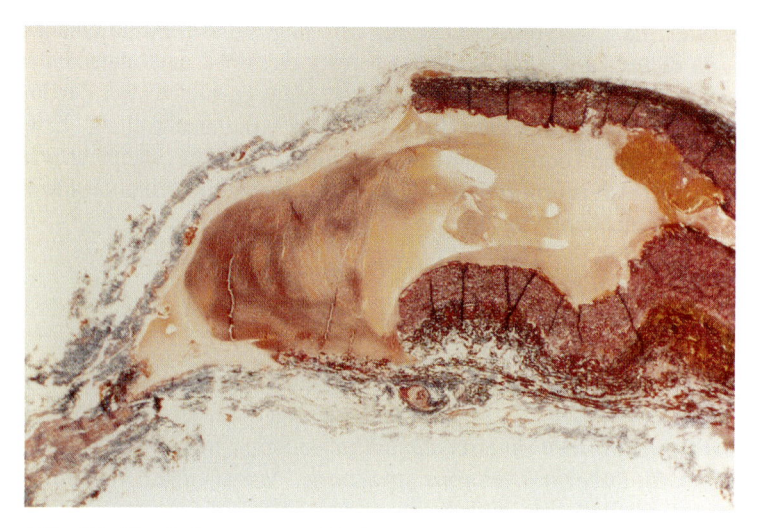

Abb. 67. Distale Rupturstelle. Die Blutsäule wurde im Gefäß belassen. Deutlich „gebogenes" Präparat (fehlender Druck intravasal!), weite Abscherung der Adventitia mit gerader Ausrichtung der obersten Faserzüge (unterer Bildausschnitt). Die darunterliegende Media zeigt eher eine Tendenz sich auszukrempeln als sich einzurollen. Ausgedehnter Thrombus im Spitzenbereich, der von reinem Adventitiagewebe umgeben ist. Ein extravasaler Thrombus ist nicht zu erkennen (Vergr. 15:1, modifizierte Ladewig-Elastikafärbung)

gungen" zu erreichen. Dazu mußte eine Methodik gefunden werden, die den theoretischen Überlegungen und experimentellen Ergebnissen entsprach.

Die Festigkeit der Adventitia war bei den Pendelschlagversuchen deutlich geworden, so daß eine zirkuläre Läsion an einer Arterie ohne Durchtrennung von Adventitiafasern mit einer stumpfen Beißzange durchführbar erschien. Die definitive Ruptur sollte vom Lumen aus erfolgen, um die Adventitia nicht zu schädigen oder unkontrollierbare Intimaläsionen zu verursachen. Am einfachsten war dies mit einem Ballonkatheter erreichbar, der über einen Seitenast eingeführt wurde. Der geforderte Überdehnungsmechanismus mit Abscherung der Adventitia von der Media mußte anschließend durch digitalen Zug an der Adventitia erfolgen.

Die Ergebnisse mit dieser Methodik bei Femoralarterien von anästhesierten Schafen bestätigten die Überlegungen des spontanen Blutungsstillstands bei Überdehnungsverletzungen von Arterien. Demnach ist dafür keine „Einrollung" verantwortlich zu machen sondern ein Fingerfängermechanismus der Adventitia mit nachfolgender, zellulärer Thrombose.

9 Diskussion

Wie die Geschichte zeigt, war der spontane Blutungsstillstand ein Phänomen, das insbesondere Chirurgen immer wieder beobachten konnten – nicht nur in Friedenszeiten bei Frakturen und Luxationen sondern auch bei Kriegsverletzungen mit Arterienbeteiligung. Natürlich versuchte man den Vorgang zu erforschen, weil man sich wesentliche Erkenntnisse zur Vermeidung von tödlichen Blutverlusten erhofft hatte.

Die chirurgische Erfahrung zeigte, daß Schnittverletzungen großer Extremitätenarterien unbehandelt fast immer zum Verblutungstod führten, während „subkutane Quetschungen oder Zerreißung" einer Arterie oftmals keine Massenblutung zur Folge hatten. Dies zu erklären war häufiger Gegenstand von Tierexperimenten und wissenschaftlichen Abhandlungen. Die Interpretation war aber derart vielfältig, daß sich keine Übereinstimmung hinsichtlich der Pathogenese durchsetzen konnte. Immer wiederkehrende Überlegungen dazu vermuteten vornehmlich in der Gefäßwand einen ursächlichen Faktor für den spontanen Blutungsstillstand, aber auch die Thrombusformation bzw. das perivaskuläre Hämatom sollte dabei eine Rolle spielen.

Als Ursache für den spontanen Blutungsstillstand wurde auch die beobachtete Schichtentrennung diskutiert, auf die erstmals Pirogoff (1864), später Kocher (1869) und Lexer (1906) indirekt hingewiesen haben. Marchand (1912) fand, daß Zerreißungen von Arterien und stumpfe Quetschungen in der Regel eine Massenblutung vermissen lassen. Ein „Zurückschnurren" bzw. „Zurückziehen" der Arterien nach Komplettruptur wurde von fast allen beobachtet und erwähnt.

Ein muskulär bedingter Lumenverschluß wurde zwar bei großen Arterien angenommen, aber nur bei Kapillaren nachgewiesen (Magnus 1922). Klinisch und experimentell konnte diese Theorie bei großen Arterien nicht bewiesen werden. Ebenso verhielt es sich mit der sog. „Wandeinrollung", eine Hypothese, die aller Wahrscheinlichkeit nach auf Marchand (1901) zurückgeht. Ein Einschlagen von Wandanteilen in das Lumen durch den Blutstrom als Erklärung für den spontanen Blutungsstillstand war insbesondere bei Schußverletzungen gegeben, weil dieser Befund häufig bei Kriegsverletzungen vorlag (Kroh 1917; Wildegans 1943). Bei Schnittverletzungen großer Arterien waren Vorgänge des „Einrollens" mit nachfolgendem Blutungsstillstand nie zu erkennen gewesen oder beschrieben worden.

Diese exakten Beobachtungen und über viele Chirurgengenerationen weitervermittelten Erfahrungen lassen letztlich die Vermutung zu, daß tatsächlich ein Zusammenhang zwischen Gefäßwand und spontanem Blutungsstillstand bestehen könnte. Die anatomischen Verhältnisse der Arterienwand sind zwar längstens bekannt, auch die Tatsache, daß die Adventitia scherengitterartig aufgebaut ist, worauf insbesondere Bucher (1962) aufmerksam machte, aber Konsequenzen für traumatologische Aspekte fanden dabei keine Berücksichtigung.

Das Rupturverhalten von Media und Intima war schon eher bekannt. Häufig sind Läsionen beschrieben worden, die die Intima betrafen und erst nach Auftrennen der Arterie zum Vorschein kamen. Daher vermutete man, daß die Rupturrichtung beim Arterienabriß von innen nach außen erfolgte (Lexer 1906). Die Rupturform der Media ist nur in kriegschirurgischen Beiträgen vermerkt, in denen eine Zertrümmerung der Media beschrieben wird (Kroh 1917; Wildegans 1943).

Eine wissenschaftliche Abhandlung über Einrollvorgänge an Rattenschwanzarterien stammt von dem Anatomen Staubesand (1955). Der Nachweis einer Mediainvagination ließ ihn zu dem Schluß kommen, daß die Media jeder Arterie vom muskulären Typ die latente Bereitschaft besäße, sich im Falle einer Kontinuitätsunterbrechung in das Lumen zu stülpen. Dieser Vorgang ließ sich histologisch für Extremitätenarterien im proximalen Gefäßstumpf nicht nachvollziehen (s. Kap. 1).

Nähere Informationen zum biomechanischen Verhalten der Arterienwand sind erst seit 20–30 Jahren bekannt. Durch enzymatische Vorgänge und chemische Analysen wurde es möglich, die einzelnen Gewebearten einer Arterienwand zu trennen (Kollagen, Elastin, glatte Muskulatur, Grundsubstanz). Das biomechanische Verhalten konnte somit bei den einzelnen Gewebearten überprüft werden.

Es zeigte sich, daß Kollagen den größten Elastizitätsmodul aufweist, so daß ihm die eigentliche Festigkeit des Gewebes zugeschrieben wird, d.h., das Kollagen leistet trotz seines relativ geringen Anteils am Wandaufbau einer Extremitätenarterie von ca. 20% den größten Widerstand gegen ein Zerreißen. Das Kollagen der Media (Typ III; Netzgerüst) unterscheidet sich von dem der Adventitia (Typ I; lockeres, dreidimensionales Scherengittergeflecht) und dem der Basalmembran (Typ IV; zartes Faserwerk).

Das Elastingerüst und die glatte Muskulatur, die daran fixiert ist, gehen unter physiologischen Bedingungen eine Wechselbeziehung ein. Dabei spannen die Elastinfasern die Muskelfasern, wenn sich diese in der Ruhephase befinden. Kommt es zu einer Muskelkontraktion, so erfolgt sie gegen den Widerstand des Elastingerüsts. Bei großen Gefäßen kann eine Stenose bzw. Spasmus dadurch entstehen, aber kein Lumenverschluß oder „Mediaeinrollung". Bemerkenswert ist in diesem Zusammenhang, daß eine maximale, nervale Stimulierung der Gefäßmuskulatur erst nach mehreren Minuten eine Reaktion zeigt, bedingt durch die peripher an der Media ohne Schaltstellen endigenden Nervenfasern.

Roach (1970) untersuchte das Phänomen des Verschlusses bei Umbilikalgefäßen. Sie kam dabei zu dem Schluß, daß dies nur durch die Längsmuskelzüge in den Umbilikalgefäßen zustande kommen könnte. Diese Muskelfasern fehlen in einer Extremitätenarterie. Demgegenüber ist der muskulär bedingte Verschluß der Kapillare damit zu erklären, daß sich eine Muskelzelle von ca. 130 μm Länge mehrfach um das Gefäß schlingen kann und bei Kontraktion das Lumen zuzieht. Dabei ist zu bedenken, daß die glatte Muskelzelle längere Zeit in kontrahiertem Zustand verweilen kann ohne auf Energiezufuhr angewiesen zu sein (Dobrin 1980).

Die glatte Muskulatur hat nicht nur physiologisch gesehen eine Sonderstellung, sondern zeigt auch biomechanisch ein ganz spezifisches Verhalten.

Alle Organe, die vermehrt aus glatten Muskelzellen aufgebaut sind (z.B. Darm, Harnblase, Uterus, Gefäße), zeigen bei Dehnungsvorgängen eine extreme Hysterese, d.h., die Phase der Dehnung ist beträchtlich kürzer als die Phase der Rückbildung nach Beendigung der Krafteinwirkung. Selbst nach starker Dehnung vermag die Muskulatur sich in ihren ursprünglichen Zustand zurückzubilden (= attenuation, Dobrin 1980), ohne einen Funktionsverlust zu erleiden. Voraussetzung ist aber, daß die Dehnung langsam erfolgt.

Während bei langsamer, begrenzter Dehnung ein „elastisches" Verhalten zu beobachten ist, liegt ein ausgeprägt viskoses Verhalten bei rascher Krafteinwirkung vor. Die gesteigerte Viskosität äußert sich in einer scheinbar abnehmenden Elastizität. Damit wird das Gewebe weniger nachgiebig und verletzbarer. Die Viskosität bedingt eine verminderte Dehnbarkeit des sonst elastischen Gewebes, aber durch gesteigerte Steifigkeit einen höheren Kraftaufwand für die Zerreißung.

Dieses typische Verhalten eines viskoelastischen Gewebes (alle biologischen Gewebe sind mehr oder weniger viskoelastisch) hat für die Pathogenese der Arterienruptur erhebliche Konsequenzen. Rasanztraumen (z.B. bei Motorradfahrern) beinhalten ein extrem großes Risiko für Gefäßverletzungen. Kommt es zur Fraktur oder Luxation an den Extremitäten, genügt eine relativ geringe Dehnung der benachbarten Arterie zur Ruptur. Der Innervationszustand der Muskulatur zu diesem Zeitpunkt spielt eine untergeordnete Rolle. Ob die Blutsäule, die die Arterie bei normalen Blutdrucken zumindest in zirkumferenter Richtung vordehnt, eine Bedeutung für das Rupturverhalten einer Arterie hat, bleibt weiteren Nachforschungen vorbehalten.

Wichtig zum Verständnis des Rupturverhaltens kollagenhaltigen Gewebes ist dessen Aufbau. Man kann davon ausgehen, daß Kollagenfibrillen und -fasern stabiler sind als das daraus aufgebaute Gewebe. Somit liegt die Schwachstelle bei Rupturvorgängen nicht in den Kollagenfasern oder Fibrillen, sondern in deren Kittsubstanz (Proteoglykane). Damit kommt es zum Erscheinungsbild des „Ausfransens", die Fasern werden zum Großteil aus dem Verbund „gezerrt". Die Kittsubstanz ist naturgemäß bei netzförmig aufgebautem Kollagengewebe geringer. Nun ist bekanntlich ein Netz stabiler als die Faser, aus der es aufgebaut ist. Es wird also bei einem Kollagennetz zu einem Faserriß kommen, von wo aus sich die Ruptur reißverschlußartig weiter fortsetzt. Denn stets wird es an den Rißenden zu einer Spannungskonzentration kommen, so daß die Ruptur hier fortgeleitet wird. Bei axialer Zugrichtung ist die Ruptur zirkulär.

In der Media ist das Spannungsfeld bei einer einwirkenden Kraft in Längsrichtung (Dehnung) inhomogen. Es wird nach außen hin kleiner und fällt von der Innenschicht radiär nach außen ab. Demnach ist die 3. Dimension des Rupturverlaufs festgelegt: zirkulär reißverschlußartig, radiär von innen nach außen und Scherriß in axialer Richtung.

Die Situation in der Adventitia ist davon deutlich verschieden. Die Kollagenfasern sind dreidimensional scherengitterartig ineinander verwoben, die Faserlänge dürfte aufgrund der experimentellen Beobachtungen mehrere Zentimeter betragen. Die Zwischenräume dieses Gewebes sind spärlich gefüllt, insgesamt entsteht der Eindruck eines lockeren Gewebes. Um so mehr besteht das Rupturverhalten in solch einem Gewebe darin, daß die Fasern herausgezerrt werden. Dies ist der Fall, wenn Intima und Media bereits rupturiert und retrahiert sind. Somit werden die Fasern bis über die Rupturstelle von Intima und Media aus dem Verbund gezerrt, das Scherengitter schließt sich und bedingt die konische Form des Arterienstumpfs. Letztlich liegt ein fadenförmiges Aussehen der Adventitia vor.

Die bisher erwähnten Besonderheiten der Gefäßwand sowie ihrer Bestandteile wurden in experimentellen Rupturversuchen an isolierten, menschlichen A.-poplitea-Segmenten überprüft.

Bei submaximaler Dehnung ohne Komplettruptur war eine Reproduktion einer „Intima-" bzw. „Intima-Media-Einrollung" nicht möglich. Die Ruptur der Media erfolgte so spontan, daß eine Unterbrechung des Rupturvorgangs kaum möglich war. Nur in 4 von 20 Versuchen konnte dies gelingen. Dabei zeigte sich histologisch eher eine Tendenz der Media sich an der Rupturstelle nach außen zu krempeln als sich nach innen einzurollen. Eine Deutung könnte in der Kraftverteilung von innen nach außen liegen: Während die Innenschicht der Media komplett rupturiert ist, sind die Fasern der Außenschicht der Media nicht vollständig zerstört, so daß ein Zurückziehen der Außenschicht möglich ist, während die Innenschicht irreparabel deformiert ist. Die Adventitia war in diesen Fällen immer erhalten.

Bei maximaler Dehnung und Ruptur erfolgte zuerst die Zerreißung von Intima und Media. Histologisch lag die Ruptur zirkulär senkrecht zur Gefäßachse vor. Die Adventitia zog sich fingerfängerartig über die Mediaenden und bewirkte eine sanduhrförmige Deformation der Rupturstelle. Bei Komplettruptur wurde die Adventitia fadenförmig ausgezogen.

Bei Dehnungsversuchen über eine Kante war die Ruptur zwischen beweglichem Teil der Versuchsanordnung und Spatel zu beobachten. Offensichtlich wirkte der Spatel als „Bremse", so daß dieser Segmentabschnitt früher ausgedehnt war und rupturierte. Die prozentuale Dehnung im Vergleich zu den Normalrupturen war deutlich erniedrigt. Für die Klinik bedeutet dies, daß Knochenkanten die Strecke der Dehnbarkeit verkürzen, die Arterie rupturiert früher. Bei kindlichen suprakondylären Oberarmfrakturen zerreißt z.B. die A. cubitalis zwischen Frakturkante des Humerus und bindegewebiger Fixation unterhalb des Lacertus fibrosus durch Überdehnung dieses Arterienabschnitts.

Rupturversuche mit höheren Dehnungsgeschwindigkeiten demonstrierten das viskoelastische Verhalten von Arterien. Es ergab sich eine höhere Steifigkeit mit verringerter Dehnbarkeit des Arteriensegments aber höherer Reißkraft für eine Ruptur. Auf die Hintergründe wurde bereits hingewiesen.

Bleiben noch die Pendelschlagversuche zu erwähnen, bei denen eine Läsion nur nach Vordehnung des Präparats in Längsrichtung gelang, die Rupturform war dann vorwiegend semizirkulär. Die Läsion war makroskopisch nicht zu sehen, mikroskopisch fand sich am Ort des Pendelschlags eine quer rupturierte Media, die Adventitia war noch intakt. Dies könnte eine Erklärung für die Ausbildung eines traumatischen Aneurysmas sein. Die Adventitia wird durch den Blutdruck aufgebläht und kleidet sich nach und nach mit epithelialem Gewebe aus. Ein Fortschreiten des Prozesses ist kaum aufzuhalten, weil die Wand instabil bleibt.

An den Kraft-Dehnungs-Kurven ließen sich die bereits erwähnten Abschnitte des Dehnungs- und Rupturvorgangs ablesen. Die versetzte Anspannung von Elastin und Kollagen waren im Sinne von Roach (1957) zu erkennen. Nachdem der Kurvenanstieg für „Kollagen" relativ lang ausfiel und Kollagen bekanntermaßen nur 10–15% dehnbar ist, muß davon ausgegangen werden, daß der Kurvenanstieg eher ein Zeichen für eine gleichmäßige Füllung des Kollagennetzes darstellt. Bis zur Ruptur zieht das Kollagennetz die Zwischenräume zusammen, die mit dehnbarem, homogenem Material gefüllt sind (glatte Muskelfasern, Elastin, Grundsubstanz). Erst am Ende des 2. geradlinigen

Aufstiegs dürften die Kollagenfasern maximal gespannt sein, wie es bereits Hartung (1976) aufgezeigt hat. Aufgrund der „Füllung" wird sich das Kollagengerüst nicht wie bei der Adventitia bis zu einer Fadenform zusammenziehen lassen, so daß ein Restlumen immer bestehen bleiben wird.

Der Winkel α dieses Kurvenanstiegs ist somit ein Maß für die Steifigkeit der gesamten Arterienwand und nicht des Kollagens alleine. Er differierte bei den Versuchen an den verschiedenen Prüfmaschinen wenig. Bei einer Tangensbeziehung (Kraft- bzw. Längenänderung) bedeutet eine Differenz von 60 auf 70° immerhin den Faktor 1,6, so daß mit einer numerischen Interpretation vorsichtig umgegangen werden sollte. Zudem liegen noch andere Variablen vor, wie z.B. unterschiedliche Gerätekonstanten, Präparatelänge und Präparatebeschaffenheit, Wanddicken, Sklerosierungsgrad etc.

Von Bedeutung erscheint eine Eigenheit der Kraft-Dehnungs-Kurve bei Rupturversuchen: Nach der Ruptur von Intima und Media (erkenntlich am höchsten Kurvenpunkt) folgte meist ein kurzer Abfall der Kurve. Da zu diesem Zeitpunkt die Adventitia noch intakt war, wäre die Interpretation mit dem Zurückziehen des Intima-Media-Schlauchs und Hineinziehen der Adventitia in die entstandene Defektzone möglich. Der darauf folgende kurze Anstieg bzw. das Plateau der Kurve kann als Widerstand der Adventitia gegenüber einwirkenden Kräften gedeutet werden. Danach fällt die Kurve langsam auf die Abszisse ab, als Hinweis für das ungleichmäßige Herausgleiten der Kollagenfasern aus dem Verbund.

Die Adventitia ist für Blut permeabel. Die Abdichtung erfolgt durch Thrombozyten, da diese mit den Kollagenfasern der Arterienwand (überwiegend Typ I, III und IV) direkt reagieren können und zwar sowohl in vitro als auch in vivo, wie der Lehrfilm von Breddin (1978) zeigt. Die Abläufe in dieser Thrombozyten-Kollagen-Interaktion sind so komplex, daß die Auswirkungen der verschiedenen Reaktionen in diesem Film besser zur Darstellung kommen, als es durch eine detaillierte Beschreibung dieser Abläufe möglich ist (s. Kap. 7). Entscheidend ist die Tatsache, daß die Thrombozyten sofort mit Kollagen eine Beziehung eingehen, aktiviert werden und damit eine wahre Flut von Kettenreaktionen einleiten. Die Thrombozytenaggregationszeit wird in vitro mit 1–3 min angegeben, in vivo entspricht dieser Vorgang der Blutungszeit, die normalerweise 3–4 min beträgt.

Die kritische Phase nach einer Arterienzerreißung beträgt eben diese 2–4 min, in der die Thrombozyten das Kollagengefüge der Adventitia abdichten müssen. So lange kommt es zum Blutaustritt aus der Adventitia. Die Thrombusformation selbst erfolgt aber gegen den anströmenden Blutdruck und ist so fest, daß sie nicht fortgerissen wird. Voraussetzung ist aber, daß das Gefäßlumen mit Adventitiagewebe abgeschottet ist und wie ein feinporiger Filter die Thrombozyten aufnimmt. Ist das Gefäßlumen offen wie bei Schnittverletzungen (Wagensteen 1970), wird diese Thrombozyten-Kollagen-Interaktion am Gefäßrand kaum ausreichen, um eine deletäre Blutung zu verhindern. Nach Abschluß der Thrombozytenaggregation wird der Thrombus durch Fibrinnetzbildung definitiv gefestigt.

Die Frage der Gefäßthrombose bei semizirkulären Wandläsionen muß offengelassen werden. Tierexperimente von Just (1986) zeigten, daß eine Läsion durch Ligatur nicht zum Verschluß ausreichte. Erst bei einer zusätzlichen Lumeneinengung auf 70% kam es zum thrombotischen Verschluß. Man kann davon ausgehen, daß taumatische Intimaläsionen häufig sind, aber selten klinisch in Erscheinung treten.

Die theoretischen Grundlagen und experimentellen Ergebnisse an isolierten Arteriensegmenten waren Basis für ein gezieltes Tierexperiment. An der A. femoralis von Schafen wurde eine Rupturstelle in einem astfreien Abschnitt mit einer stumpfen Beißzange präformiert. Die Ruptur wurde mit einem Ballonkatheter, der über einen Seitenast eingeführt worden war, an der Läsionsstelle durchgeführt.

Nach Entfernen des Katheters erfolgte ein Zug an der intakten Adventitia, die sich genauso verhielt wie im Experiment an isolierten Arteriensegmenten: Sie stülpte sich fingerfängerartig über die rupturierte Arterie. Nun wurde die Arterienklemme eröffnet, es zeigte sich sofort ein kräftiger Puls mit minimalem Blutaustritt durch die Adventitia. Nach 2–3 min war die Arterie kräftig pulsierend abgedichtet. Histologisch war ein ausgedehnter Thrombus vor dem Lumen zu erkennen, aber kein Hinweis auf irgendeine „Einrollung" zu sehen. Damit hatte sich die Thrombozyten-Kollagen-Interaktion bestätigt.

Somit kann angenommen werden, daß das intraoperative Foto bei Vogt (1975) im distalen (!) Rupturbereich keiner aktiven „Einrollung" entspricht, sondern einer durch den Blutstrom erzeugten Mediaeinschwemmung bei langstreckiger Abscherung der Media von der Adventitia. Vielmehr besteht der Schutzmechanismus vor Verbluten bei stumpfen Arterienverletzungen tatsächlich aus 3 Faktoren:

– Gefäßwandfaktor (Adventitia),
– Thrombozytenfaktor (Thrombozyten-Kollagen-Interaktion) und
– Gerinnungsfaktor (Thrombusstabilisierung durch Fibrinnetz).

Damit wäre eine mögliche Erklärung für ein altbekanntes, traumatologisches Phänomen gegeben.

Ausblick

Der eindrucksvolle Vorgang der Thrombozytenaggregation bei Kontakt mit Kollagen muß auch bei verschiedenen anderen Vorgängen angenommen werden. In der Gefäßchirurgie z.B. bei Anastomosenverschluß, Thrombose bei Verwendung harter Gefäßklemmen etc., aber auch bei Verletzungen in der Endstrombahn (Muskulatur, Lunge) kommt diesem Vorgang eine tragende Bedeutung für Verletzungsfolgen zu, wie z.B. Kompartmentsyndrom bzw. Lungenfunktionsstörungen nach Kontusion. Die Thrombozyten reagieren bei Verletzungen als erste auf die freiwerdende Matrix mit einer überschießenden Aggregation. Begünstigt wird dies durch die „Entmischung" des Blutes in den Arteriolen und die dadurch bedingte direkte Nachbarschaft von Thrombozyten und Plasmabestandteilen. Dabei werden extrem wirksame Vasokonstriktoren (z.B.Thromboxan A_2) frei, die einen thrombotischen Verschluß begünstigen. Die lokale Ischämie verursacht ein Ödem, womit ein irreversibler Circulus vitiosus in Gang gesetzt wird, wenn das Ausmaß der Verletzung entsprechend groß ist.

10 Zusammenfassung

Die Wand einer Extremitätenstammarterie zeigt als Kompositmaterial gegenüber mechanischer Beanspruchung spezifische Verhaltensweisen, die physiologisch und biomechanisch erklärbar sind. Sie lassen sich experimentell reproduzieren, so daß Regelmäßigkeiten aufgedeckt werden können. Damit wird eine richtige Interpretation der klinischen Erscheinungsbilder rupturierter Arterien möglich und Auswirkungen für die arterielle Thrombogenese erkennbar.

1. **Eine „Intimaeinrollung" im anatomischen Sinn gibt es nicht und führt auch nicht zum Lumenverschluß.** Die Intima ist die innere Auskleidung einer Arterie und besteht in der Regel aus einer einzelligen Schicht. Defekte werden von Thrombozyten in Verbindung mit dem Kollagen der Basalmembran bedeckt. Ein mechanischer Verschluß großer Stammarterien durch die Intima ist unwahrscheinlich.

2. **Eine aktive „Einrollung" der Media als Ursache für einen Stammarterienverschluß von Extremitäten ist nicht erklärbar.** Bei einer Kontinuitätsunterbrechung ist sowohl anatomisch als auch physiologisch gesehen die Media großlumiger Arterien vom muskulären Typ nicht in der Lage, sich gegen den Blutstrom einzurollen und somit das Lumen zu verschließen (s. auch Schnittverletzungen und operative Arteriendurchtrennung).

3. **Arterienrupturen in Verbindung mit Frakturen oder Luxationen entstehen in der Regel durch Überdehnung.** Der Vergleich experimentell beobachteter Läsionsformen nach Überdehnung mit klinischen Bildern von Arterienläsionen bei Frakturen und Luxationen weisen eine deutliche Ähnlichkeit auf. In diesen Fällen kann ein Überdehnungsmechanismus als Rupturursache angenommen werden.

4. **Die Ruptur der Media verläuft bei Überdehnung in Längsrichtung zirkulär.** Durch ihren anatomischen Aufbau und aufgrund biomechanischer Gesetzmäßigkeiten rupturiert die Media der Arterien vom muskulären Typ bei Längsdehnung zirkulär.

5. **Die Ruptur der Media verläuft von innen nach außen.** Klinische Beobachtungen, experimentelle Ergebnisse und Berechnungen lassen die Rupturrichtung von der Innenschicht zur Außenschicht der Media annehmen. Inwieweit die Blutsäule bzw. der Dehnungszustand der Arterienwand durch den Blutdruck eine Rolle spielen, bleibt weiteren Untersuchungen vorbehalten.

6. **Direkte, stumpfe Traumen induzieren bevorzugt semizirkuläre Läsionen.** An oberflächlich gelegenen Arterien verursachen direkte, stumpfe Traumen bevorzugt semizirkuläre Läsionen. Auch Komplettrupturen sind möglich, wobei die Adventitia erhalten bleibt und das Arterienlumen abdeckt.

7. Die glatte Muskulatur der Arterienwand zeigt eine hohe Empfindlichkeit gegenüber rasch einwirkenden Kräften (Rasanztraumen). Bei direkt einwirkenden Kräften auf die Arterienwand bzw. Längsdehnung mit hoher Geschwindigkeit bedingt die ausgeprägte Viskosität der Media eine verminderte Dehnbarkeit mit frühzeitiger Ruptur durch höheren Kraftaufwand.

8. Nach einer Ruptur zeigt die Media eher die Tendenz sich auszukrempeln. Aufgrund der Elastizitätsverhältnisse und dem Rupturverhalten der Media ist bei partieller Ruptur und langsamer Rupturgeschwindigkeit eher mit einem Auswärtsstülpen der Media am Läsionsort zu rechnen.

9. Bei Komplettruptur einer Arterie vom muskulären Typ durch Überdehnung zerreißen Intima und Media vor der Adventitia. Die Grenze des Überdehnungsschutzes durch das Mediakollagennetz ist aufgrund seiner „Füllung" früher erreicht als beim Scherengitter der Adventitia. Bei Überdehnung rupturieren daher zuerst Intima und Media und danach die Adventitia, die das Lumen abdeckt. Dies ist Voraussetzung für die zelluläre Thrombogenese mit spontanem Blutungsstillstand.

10. Bei Überdehnungsverletzung findet eine langstreckige Abscherung der Adventitia von der Media statt. Die lockere Struktur der Adventitia und ihre lose Verbindung zur Media begünstigten die Trennung dieser Schichten bei Überdehungsverletzungen. Die Adventitia wird dabei von der Media „abgezogen".

11. Das Einschwemmen von Intima und Media in das distale Lumen ist möglich. Nach Überdehnungsverletzung mit erhaltenem Adventitiaschlauch und langstreckiger Abscherung der Media von der Adventitia vermag der Blutstrom an der distalen Rupturstelle Intima und Media in das Lumen einzuschwemmen. Es entsteht eine mechanische Verlegung des Lumens mit anschließender Thrombose. Dabei handelt es sich nicht um eine aktive „Einrollung" der Wand.

12. Durch die Scherengitterstruktur der Adventitia kommt es zu einer sanduhrförmigen Deformation der Rupturstelle. Erfolgt die Ruptur einer Extremitätenarterie durch Überdehnung, zieht sich die Adventitia in die entstandene Defektzone von Intima und Media aufgrund der Nachgiebigkeit ihrer Scherengitterstruktur hinein. So erklärt sich das fadenförmige Aussehen an der Rupturstelle im Sinne einer sanduhrförmigen Deformation.

13. Durch ein Fingerfängerprinzip der Adventitia werden die rupturierten Gefäßenden zusammengezogen. Die Scherengitterstruktur der Adventitia zieht die rupturierten Intima-Media-Enden wie ein Fingerfänger zusammen, bevor sie zu reißen beginnt. Dadurch entsteht die konische Form rupturierter Arterienenden („Wurstzipfel").

14. Prädilektionsstellen für Arterienrupturen sind vorhanden. Bei der Längsdehnung eines homogenen Gewebes (Arterien) kommt es zur Spannungskonzentration an den Fixationspunkten. Diese liegen im ständig sich nach peripher verjüngenden Gefäßbaum insbesondere nach dem Abgang großer Gefäßäste, die eine zusätzliche Fixation für das Stammgefäß bedeuten, und hinter bindegewebigen Fixationsstellen (wie z.B. an Knochen, Fasziendurchtritten etc.).

15. Eine zelluläre Thrombogenese erfolgt über eine direkte Thrombozyten-Kollagen-Interaktion. Die Thrombogenese in Arterien wird über eine direkte Thrombozyten-Kollagen-Beziehung eingeleitet, die durch sog. Adhäsine irreversibel wird. Dieser zelluläre Thrombus kann sich bei normalen arteriellen Drucken bilden und hält diesen stand.

16. Fehlende arterielle Blutung bei Überdehungsverletzung. Die Exposition von Kollagenfasern der Adventitia begünstigt die Ausbildung eines zellulären Thrombus. Somit kann die Adventitia bei Überdehungsverletzungen abgedichtet werden – es kommt zum spontanen Blutungsstillstand. Bei allen Arterienrupturen ohne Massenblutung in Verbindung mit Frakturen und Luxationen kann ein Überdehnungsmechanismus als Ursache angenommen werden.

17. „Arterienkontusion" als Hinweis für Thrombose. Partielle Intima-Media-Rupturen werden von Thrombozytenhaufen aufgefüllt, die zur vollständigen Thrombose führen können. Äußerlich erscheint die Arterie intakt, zu einem Blutaustritt kommt es nicht.

18. Kleinere Defekte an Intima und Media werden folgenlos „saniert". Kleinere Arterientraumen verursachen eine Spaltbildung an Intima und Media. Dieser Spalt wird von Thrombozyten ausgefüllt, ohne daß die Arterie thrombosiert. Diese Läsionen werden klinisch nicht bemerkt. Daher kann mit einer wesentlich größeren Anzahl von Arterienläsionen gerechnet werden, als es die Statistiken vermuten lassen.

19. Die Gefahr des Verblutens ist bei Schnittverletzungen ungleich höher als bei stumpfen Überdehnungstraumen von Arterien. Eine scharfe Durchtrennung der A. radialis in suizidaler Absicht kann zum Verblutungstod führen. Dagegen kommt es z.B. bei einer geschlossenen Kniegelenkluxation mit Zerreißung der A. poplitea schlimmstenfalls zum Gangrän des Unterschenkels. Der Grund dafür ist im fehlenden Fingerfängerprinzip der Adventitia bei Schnittverletzungen zu suchen.

20. Die Verletzungsformen der Extremitätenarterien sind mit der beschriebenen Methodik reproduzierbar. Klinische Fälle von Arterienrupturen in Verbindung mit Frakturen und Luxationen zeigen eine deutliche Ähnlichkeit mit den experimentellen Versuchen sowohl an isolierten Arteriensegmenten als auch im Tierversuch. Somit erscheinen die beschriebenen Versuchsanordnungen geeignet zu sein, Arterienläsionen zu reproduzieren.

Literatur

Albert-Roussel (1976) Arteriosklerose und Mikrozirkulation
Argaud R (1908) Recherches sur l'histo-topographie des éléments contractiles et conjuctifs de parois artérielles chez les mollusques et les vertébrés. J Anat Physiol 44:328–354, 415–451, 522–540; 45:65–96, 176–221
Arnold G, Harring I, Zech M (1974) Zur Untersuchung von Gewebsstücken aus der menschlichen Aorta mit einer Zugprüfmaschine und rheologischen Verfahren. GIT-Fachzeitschrift für das Laboratorium 6:627–630
Avenarius HJ, Deinhardt J, Poliwoda H (1981) Investigations on the early phase of thrombus formation. Folia Angiol 29:9–10
Azuma T, Hasegawa M (1971) A rheological approach to the architecture of arterial walls. Jpn J Physiol 21:27–47
Barnes MJ (1982) The collagen-platelet interaction. In: Weiss JB, Malcolm IVJ (eds) Collagen in health and disease. Churchill Livingstone, Edinbourgh London New York, pp 179–197
Barnes MJ (1986) Blood vessel wall matrix components involved in vessel wall thrombogenicity. In: Jolles G, Legrand YJ, Nurden A (eds) Biology and pathology of platelet-vessel wall interactions. Academic Press, New York London, pp 21–37
Barrow MV, Simpson CF, Miller EJ (1974) Lathyrism: A review. Q Rev Biol 49:101–128
Barthels M, Poliwoda H (1987) Gerinnungsanalysen. Thieme, Stuttgart New York
Baum H, Thienel M (1904) Über Besonderheiten im Bau der Blutgefäße. Arch Mikrosk Anat Entwicklungsgesch 63:10–34
Baumgartner HR (1984) Blutströmung und Thrombogenese. Internist 25:75–81
Baumgartner HR, Sakariassen KS (1985) Factors controlling thrombus formation on arterial lesions. Ann Acad Sci 454:162–177
Bear RS (1952) The structure of collagen fibrils. In: Anson ML, Bailey K, Edsall JT (eds) Advances in protein chemistry, vol VII. Academic Press, New York London, pp 69–160
Bell J (1798) Über die Natur und Heilung der Wunden. Übersetzt von Leune, JKF, Leipzig
Benninghoff A (1927) Über die Beziehungen zwischen elastischem Gerüst und glatter Muskulatur in der Arterienwand und ihre funktionelle Bedeutung. Z Zellforsch Mikrosk Anat 6:348–396
Benninghoff A (1930) Blutgefäße und Herz. In: Möllendorf W v (Hrsg) Handbuch der mikroskopischen Anatomie des Menschen, Bd VI, Teil 1. Springer, Berlin, S 1–131
Bergel DH (1972) The properties of blood vessels. In: Fung YC, Perrone N, Anliker M (eds) Biomechanics. Its foundations and objectives. Prentice-Hall, Englewood Cliffs, NJ, pp 105–139
Bilguer JUB (1763) Chirurgische Wahrnehmungen, welche meistens während dem von 1756 bis 1763 gedauerten Krieg über in den Königlich Preußischen Feldlazarethen.... bey Arnold Wever, Berlin
Billroth CAT (1869) Chirurgische Erfahrungen. Zürich 1860–1867. Arch Klin Chir 10:611
Born GVR (1962) Aggregation of blood platelets by adenosine diphosphate and its reversal. Nature 194:927–929
Breddin HK, Wiedemann R, Weichert W (1978) Entstehung von Thrombozyten Thromben in vivo. Film C 1323 des IWF, Göttingen

Bucher O (1962) Cytologie, Histologie und mikroskopische Anatomie des Menschen, 3. Aufl. Hans Huber, Bern Stuttgart Wien

Buri P (1973) Traumatologie der Blutgefäße. Huber, Bern Stuttgart Wien

Burton AC (1954) Relation of structure to function of the tissues of the wall of blood vessels. Physiol Rev 34:619–642

Carrasco FH, Montes GS, Krisztàn RM, Shigihara KM, Carneiro J, Junqueira LCU (1981) Comparative morphologic and histochemical studies on the collagen of vertebrate arteries. Blood Vessels 18:296–302

Crissman RS (1984) The three-dimensional configuration of the elastic fiber network in canin saphenous vein. Blood Vessels 21:156–170

Dobrin PB, Rovick AA (1969) Influence of vascular smooth muscle on contractile mechanics and elasticity of arteries. Am J Physiol 217:1644–1652

Dobrin PB (1978) Mechanical properties of arteries. Physiol Rev 58:397–460

Dobrin PB (1980) Vascular mechanics. In: Bohr DF, Somlyo AP, Sparks jr HV (eds) Handbook of physiology, vol II. Am Physiol Soc, pp 65–102

Drouet L, Caen JP (1986) Antithrombotic therapy. In: Jolles G, Legrand YJ, Nurden A (eds) Biology and pathology of platelet-vessel wall interactions. Academic Press, New York London, pp 385–406

Ebel A (1969) Le collagéne vasculaire, sa teneur et sa biochimie. Angiologica 6:114–161

Fischer H (1951) Über die funktionelle Bedeutung des Spiralverlaufes der Muskulatur in der Arterienwand. Morphol Jahrb 91:394–445

Fischer H (1960) Weitere Beiträge zur funktionellen Form und Struktur der Arterien. Verh Anat Ges 106/107:286–293

Fitzgerald LA, Poncz M, Steiner B, Rall SC, Bennett JS, Phillips DR (1987) Comparison of cDNA-derived protein sequences of the human fibronectin and vitronectin receptor alpha-subunits and platelet glycoprotein IIb. Biochem 26:8158–8165

Fitzgerald LA, Steiner B, Rall SC, Shan-shan L, Phillips DR (1987) Protein sequence of endothelial glycoprotein IIIa derived from a cDNA clone. J Biol Chem 262:3936–3939

Fitzsimmons CM, Cawston TE, Barnes MJ (1986) The platelet reactivity of collagen type I: Evidence for multiple platelet-reactive sites in the type I collagen molecule. Thromb Haemost 56:95–99

Fung YC (1981) Biomechanics. Mechanical properties of living tissues. Springer, Berlin Heidelberg New York Tokyo

Gay S, Balleisen L, Remberger K, Fietzek PP, Adelmann BC, Kühn K (1975) Immunhistochemical evidence for the presence of collagen Typ III in human arterial walls, arterial thrombi and in leukocytes incubated with collagen in vivo. Klin Wochenschr 53:899–902

Gay S, Miller EJ (1978) Collagen in the physiology and pathology of connective tissue. Fischer, Stuttgart New York

Geer JC, McGill HC, Strong JP (1961) The fine structure of human atherosclerotic lesions. Am J Pathol 38:263–287

Gerova M, Gero J (1969) Range of the sympathetic control of the dogs femoral artery. Circ Res 24:349–359

Ginsberg MH, Wencel JD, White JG, Plow EF (1983) Binding of fibronectin to alpha-granule-deficient platelets. J Cell Biol 97:571–573

Glanville RW (1987) Type IV collagen. In: Mayne R, Burgeson RE (eds) Structure and function of collagen types. Academic Press, Orlando, Fl, pp 43–79

Goldsmith HL (1970) Motion of particles in a flowing system. In: Brinkhous KM (ed) Vascular factors and thrombosis. Schattauer, Stuttgart New York, pp 91–110

Gustavson KH (1956) The chemistry and reactivity of collagen. Academic Press, New York London

Hardingham TE (1986) Structure and biosynthesis of proteglycans. In: Kühn K, Krieg T (eds) Rheumatology. An annual review, vol 10. Karger, Basel New York, pp 143–183

Harkness RD (1961) Biological functions of collagen. Biol Rev Camb Philos Soc 36:399–463

Hartung C (1976) Gewebeelastizität und biomechanische Interaktion vaskulärer Komponenten. Z Werkstofftech J Mater Technol 7:292–297

Hartung C (1980) Biologische „Werkstoffe"-Forschungsbeiträge des Ingenieurs zur Humanmedizin. Metall 1:19–22

Heberer G, Rau G, Löhr HH (1966) Aorta und große Arterien. Springer, Berlin Heidelberg New York

Heinegård D, Björne-Persson A, Cöster L, Franzén A, Gardell S, Malmström A, Paulsson M, Sandfalk R, Vogel K (1985) The core proteins of large and small interstitial proteoglycans from various connective tissues from distinct subgroups. Biochem J 230:181–194

Highberger JM (1947) The structural stability of the collagen fiber in relation to the mechanism of tanning. J Am Leather Chem Assoc 42:493–511

Houdijk WPM, Sakariassen KS, Nievelstein PFEM, Sixma JJ (1985) Role of factor VIII-von Willebrand Factor and fibronectin in the interaction of platelets in flowing blood with monomeric and fibrillar human collagen types I and III. J Clin Invest 75:531–540

Jaeger M (1966) L'élasticité des artères et son influence sur leur irrigation. Helv Physiol Pharmacol Acta [Suppl XVII]

Jaffe MD, Rowe PW (1970) Mechanism of arterial dilatation following occlusion of femoral arteries of dogs. Am J Physiol 218:1156–1160

Jones JFD (1913) Abhandlung über den Prozeß, den die Natur einschlägt, Blutungen aus zerschnittenen und angestochenen Arterien zu stillen und über den Nutzen der Unterbindung; mit Schlußbemerkungen über die Nachblutung. Aus dem Englischen übersetzt und mit Anmerkungen versehen von G. Spangenberg in Göttingen. Hannover

Jürgens R (1944) Normale und pathologische Blutstillungsregulationen. Schweiz Med Wochenschr 77:113–117

Just M (1986) Pharmakologische Beeinflussung einer experimentellen Thrombose beim Kaninchen. In: Wenzel E, Hellstern P, Morgenstern E, Köhler M, von Blohn G (Hrsg) Rationelle Therapie und Diagnose von hämorrhagischen und thrombophilen Diathesen. Schattauer, Stuttgart New York, 4.95–4.98

Kastelic J, Baer E (1980) Deformation in tendon collagen. In: Vincent JFV, Currey JD (eds) Symposion of the Society for Experimental Biology, Number XXXIV. Cambridge Univ Press, Cambridge, pp 397–435

Kenedi RM, Gibson T, Evans JH, Barbenel JC (1975) Tissue mechanics. Phys Med Biol 20:699–717

Kirkland T (1763) An essay on the methods of suppressing hemorrhages from divided arteries. London

Kroh F (1917) Frische Schußverletzungen des Gefäßapparates. Eine klinisch-experimentelle Studie. Brun's Beitr Klin Chir 108:61–75

Kühn K (1987) The classical collagenes: Type I, II and III. In: Mayne R, Burgeson RE (eds) Structure and function of collagen types. Academic Press, New York London, pp 1–42

Lang J (1965) Mikroskopische Anatomie der Arterien. Angiologica 2:225–284

Leblond CP, Laurie GW (1986) Morphological features of connective tissues. In: Kühn K, Krieg T (eds) Rheumatology. An annual review, vol 10. Karger, Basel New York, pp 1–28

Lexer E (1906) Lehrbuch der allgemeinen Chirurgie, 2. Aufl. Enke, Stuttgart

Löhler J, Timpl R, Jaenisch R (1984) Embryonic lethal mutation in mouse collagen I gene causes rupture of blood vessels and is associated with erythropoietic and mesenchymal cell death. Cell 38:597–607

Lowe GDO (1988) Clinical blood rheology. CRC Press, Boca Raton, Fl

Magnus G (1922) Der Beginn der Entzündung im Bilde direkter Capillarbeobachtung. Arch Klin Chir 120:96–110

Marchand F (1901) Der Process der Wundheilung mit Einschluß der Transplantation. Enke, Stuttgart

Marchand F (1912) Traumatische Blutungen. In: Krehl L, Marchand F (Hrsg) Handbuch der allgemeinen Pathologie, Bd 2, Teil 1. Leipzig

Mayne R, Vail MS, Miller EJ, Blose SH, Chacko S (1977) Collagen polymorphisms in cell cultures derived from guinea pig aortic smooth muscle: Comparison with three populations of fibroblasts. Arch Biochem Biophys 181:462–469

Mazurov AV, Idelson GL, Hachikyan MV, Domogatsky SP, Repin VS (1989) Platelet interaction with (^{125}I)-labeled collagen type III: Requirement of fibrillar structure formation. Matrix 9:214–223

Meyer D, Baumgartner HR (1985) Interaction of platelets with the vessel wall. Adv Inflamm Res 10:85–97

Moczar M, Allrad R, Robert L (1979) Biosynthesis of elastin and other matrix-macromolecules in veinous arterial prosthesis. Pathol Biol 24 [Suppl]:37–41

Muggli R, Baumgartner HR (1973) Collagen induced platelet aggregation: Requirement for tropocollagen multimers. Thromb Res 3:715–728

Murphy RA (1980) Mechanics of vascular smooth muscle. In: Bohr DF, Somlyo AP, Sparks HV jr (eds) Handbook of physiology, vol II. American Physiological Society, Bethesda, MD, pp 325–351

Pauling L (1968) Die Natur der chemischen Bindung, 3. Aufl. VCH, Weinheim

Phillips DR (1982) Platelet membranes and receptor function. In: Colman RW, Hirsh J, Marder VJ, Salzman EW (eds) Hemostasis and thrombosis: Basic principles and clinical practice. Lippincott, Philadelphia Toronto, pp 444–458

Pierschbacher MD, Ruoslahti E (1984) Cell attachment activity of fibronectin can be duplicated by small synthetic fragments of the molecule. Nature 309:30–33

Pirogoff NIP (1864) Grundzüge der allgemeinen Kriegschirurgie. Leipzig

Ranvier L (1891) Le système vasculaire. Leçons faites au collége de France. J Microgr 15/10–11:295, 16/1:7, 2:37

Reale E, Ruska H (1965) Die Feinstruktur der Gefäßwände. Angiologica 2:314–366

Rhodes RK (1981) Biochemistry of collagen with special reference to the arterial wall. In: McDonald TF, Chandler AB (eds) Conective tissues in arterial and pulmonary disease. Springer, Berlin Heidelberg New York, pp 153–171

Rhodin JAG (1980) Architecture of the vessel wall. In: Bohr DF, Somlyo AP, Sparks jr HV (eds) Handbook of physiology, vol II. American Physiological Society, Bethesda, MD, pp 1–31

Rigby BI, Hirai N, Spikes JD, Eyring H (1959) The mechanical properties of rat tail tendon. J Gen Physiol 43:265–283

Roach MR, Burton AC (1957) The reason for the shape of the distensibility curves of arteries. Can J Biochem Physiol 35:681–690

Roach MR (1970) Role of vascular wall elastic tissue in haemostasis. In: Brinkhous KM (ed) Vascular factors and thrombosis. Schattauer, Stuttgart New York, pp 59–77

Roy CS (1880) The elastic properties of the arterial wall. J Physiol 3:131–159

Saegesser M (1976) Spezielle chirurgische Therapie. Huber, Bern Stuttgart Wien

Santoro SA, Frazier WA (1987) Isolation and characterization of thrombospondin. Methods Enzymol 144:438–446

Schneider-May U (1983) Gefäßverletzungen. In: Engelhardt GH (Hrsg) Unfallheilkunde für die Praxis. De Gruyter, Berlin New York

Schultze-Jena BS (1939) Über die schraubenförmige Struktur der Arterienwand. Gegenbaurs Morphol Jahrb 83:230–246

Song SH, Roach MR (1983) Quantitative changes in the size of fenestrations of the elastic laminae of sheep thoracic aorta studied with SEM. Blood Vessels 20:145–153

Song SH, Roach MR (1984) Comparison of fenestrations in internal elastic laminae of canin thoracic and abdominal aortas. Blood Vessels 21:90–97

Sperling M (1965) Verletzungen der Gefäße. In: Böttger G (Hrsg) Traumatologie in der chirurgischen Praxis. Springer, Berlin Heidelberg New York

Staubesand J, Andres KH (1955) Beobachtungen an durchtrennten Arterien. Ein Beitrag zur Histophysiologie der spontanen Blutstillung. Arch Kreislaufforsch 23:242–271

Staubesand J (1959) Anatomie der Blutgefäße. In: Ratschow M (Hrsg) Angiologie. Pathologie, Klinik und Therapie der peripheren Durchblutungsstörungen. Thieme, Stuttgart, S 23–72

Stich R (1930) Blutung, Blutstillung und Blutungsverhütung. Arch Klin Chir 162:279–324

Tannenberg J, Fischer-Wasels B (1927) Die lokalen Kreislaufstörungen. VII. Die spontane Blutstillung. In: Bethe A, Bergmann G v, Embden G, Ellinger A (Hrsg) Handbuch der normalen und pathologischen Physiologie, Bd 7, Teil 2. Springer, Berlin, S 1663–1669

Theden JCA (1795) Neue Bemerkungen und Erfahrungen zur Bereicherung der Wundarzneikunst und Arzneigelehrtheit. Berlin Leipzig

Thoma R (1920) Über die Strömung des Blutes in der Gefäßbahn und die Spannung. Beitr Pathol Anat Pathol 66:92–158, 259–329, 377–432

Tillmann P, Carson SN, Talken L (1981) Platelet function and coagulation parameters in sheep during experimental vascular surgery. Lab Anim Sci 31:263–267

Triepel H (1902) Einführung in die physikalische Anatomie. Bergmann, Wiesbaden

Tschesche H (1982) Der chemische Bau biologisch wichtiger Makromoleküle. In: Hoppe W, Lohmann W, Markl H, Ziegler H (Hrsg) Biophysik. Springer, Berlin Heidelberg New York, S 22–44

Vaishnav RN, Young JT, Patel DJ (1973) Distribution of stresses and of strain-energy density through the wall thickness in a canin aortic segment. Circ Res 32:577–583

Viidik A (1973) Functional properties of collagenous tissues. In: Hall DA, Jackson DS (eds) International review of connective tissue research. Academic Press, New York London, pp 127–215

Vogt B (1975) Gefäßverletzungen mit besonderer Berücksichtigung der peripheren Arterientraumatologie. Huber, Bern Stuttgart Wien

Vollmar J (1982) Rekonstruktive Chirurgie der Arterien. Thieme, Stuttgart New York

Wagensteen SL, Kiechel SF, Ludewig RM, Madden JJ (1970) The role of vasoconstriction in the suppression of hemorrhage from arteries. The completely severed artery. Surgery 67:338–341

Weiss HJ, Baumgartner HR, Turitto VT (1987) Regulation of platelet-fibrin thrombi on subendothelium. In: Leonard F, Turitto VT, Vroman L (eds) Blood in contact with natural and artificial surfaces. Ann NY Acad Sci 516:380–397

Wildegans H (1943) Vorgang der spontanen Blutstillung bei kriegsverletzten großen Arterien. Chirurg 15:33–38

Wolinsky H, Glagov S (1964) Structural basis for the static mechanical properties of the aorta media. Circ Res 14:400–413

Woo SL-Y, Sites TJ (1988) Current advances on the study of the biomechanical properties of tendons and ligaments. In: Nimni ME (ed) Collagen. Vol II CRC Press, Boca Raton, Fl, pp 223–242

Zimmermann TS (1988) Structure and function of von Willebrand factor. In: Breddin HK, Bender N, Kirchmaier CM (eds) Abstracts 5th Congress of the Society on Thrombosis and Haemostasis. Haemostasis 18:3

Zwaal RFA, Bevers EM, Rosing J (1986) Structural aspects of the platelet membrane with emphasis on procoagulant phospholipids. In: Jolles G, Legrand YJ, Nurden A (eds) Biology and pathology of platelet-vessel wall interactions. Academic Press, New York London, pp 247–265

Sachverzeichnis

Abscherung der Adventitia 71, 78, 83, 84, 90, 92
Adhäsine 8, 76, 77, 93
ADP 76, 77
Adrenalin 77
Adventitia, Anatomie 10
Aminopropeptide 21
Aminotelopeptide 21, 27
Anastomosenverschluß 90
Aneurysma, posttraumatisch 88
Angiolathyrismus 27
Arteria cubitalis 88
Arterien, elastischer Typ 8, 10, 12, 14
-, hybrider Typ 8
-, muskulärer Typ 2, 8–10, 12, 14, 86, 91, 92
Arterienkontusion 32, 93
attenuation 87

Blutungszeit 98

cAMP 77
Carboxypropeptide 21
Carboxytelopeptide 21, 27
Cathetometer 12
creep, s. Nachdehnung

Dehnungsversuche, Aufbau 35
-, Ergebnisse 45, 51
-, Methodik 41
dense bodies 76
dense tubular system 75–77

Einrollung 2, 4, 5
Elastin 9, 10, 12, 14, 15, 18, 19, 29, 86
Elastinnetz 9, 10, 17, 68, 86
Elastizitätskoeffizient 30
Elastizitätsmodul 16–19, 45, 86
-, Elastin 16
-, Gefäßwand 17
-, glatte Muskulatur 17
-, Kollagen 16, 28
Epinephrin 76, 77

Faktor V, Va, IXa, Xa 76
Fibrille, s. Kollagenfibrille
Fibrin 78

Fibrinnetz 74, 76, 78, 89, 90
Fibrinogen 73, 76, 77
Fibroblasten 8, 21
Fibronektin 76, 77
Fingerfänger 10, 29, 48, 66, 71, 78, 84, 88, 90, 92, 93
Fixationspunkt 10, 29, 31, 67, 92
Fließgrenze 19
Fließprofil 72, 73
Fluidität 73
Fåhraeus-Lindquist-Phänomen 73

Gefäßabgänge 10, 30, 67, 92
Gefäßwandfaktor 2, 90
Geldrollenbildung 73, 74
Gerinnungsfaktor 2, 90
Glykoproteine 25, 75, 77
Golgi-Apparat 21
Grundsubstanz 9, 10, 12, 17, 19, 20, 27–30, 68, 86

α-Helix 21–24, 26, 27
Hook-Gesetz 12
Hydrophilie, Kollagen 23
Hysterese 12, 13, 15, 76

Inkrement 14
Innervation, Arterien 10, 17, 19
Intima, Anatomie 8
Intimaeinrollung 91
Invagination 5

Kaliumcyanid 16
Kapillaren, Verschluß 86
Kollagen 8–10, 12, 14, 15, 18, 21–31, 86
Kollagenfaser 9, 10, 23, 26, 30, 69, 70, 78, 89, 93
-, Festigkeit 27
Kollagenfibrille 10, 22–24, 26, 27, 68, 76
Kollagengewebe 26, 28
-, Festigkeit 27, 28
Kollagenmolekül 21–23, 26, 27, 76
Kollagennetz 9, 10, 18, 19, 28–30, 69, 87, 88
Kollagenstruktur 26, 76
Kompartmentsyndrom 90
Kompositmaterial 12, 19, 27, 30, 91

Kraft-Dehnungs-Kurve 12–19, 43–45, 55–61, 69–71, 88, 89
–, Elastin 15
–, glatte Muskulatur 15, 16
–, Kollagen 15
Kriechen, s. Nachdehnung

Lacertus fibrosus 88
Läsion, semizirkulär 67, 71, 89, 91
–, experimentell 32–71
Lathyrismus 26
Lysyloxidase 22, 24, 26

Media, Anatomie 9
Membrana elastica interna 8–10
–, –, externa 9, 10
Mesoderm 8

Nachdehnung 12, 14, 15
Norepinephrin 16

Oliven 33
Osteolathyrismus 27

PAF 77
Pendelschlagversuche, Aufbau 37
–, Ergebnisse 50
–, Histologie 62
–, Methodik 43
Pinozytose 8
plättchenaktivierender Faktor 76, 77
Plättchenfaktor 3 76, 77
Proportionalitätsgrenze 19
Proprionitrilderivate 27
Prostazyklin 8, 77
Proteoglykane 10, 17, 23, 27–29, 68, 87
Pseudopodien, Thrombozyt 75, 77

Reißdehnung 28
–, Elastin 17, 28
–, glatte Muskulatur 17, 28
–, Kollagen 16, 28
–, Kollagengewebe 28
Reißfestigkeit 28
–, Elastin 28
–, glatte Muskulatur 28
–, Kollagen 28
Reißgrenze 19
Relaxation 12–16, 68
Retardation, s. Nachdehnung
Rheologie 72
Ruptur, Media 87
–, Adventitia 87
–, Kollagen 87
Rupturversuche 34
–, Ergebnisse 45

–, Histologie 61
–, in situ 79–83
–, Material 34
–, Versuchsarten 36
–, Versuchsaufbauten 35

Sanduhrphänomen 29, 30, 67, 78, 82, 88, 92
Scherengitter 10, 28–30, 66, 67, 70, 78, 85–87, 92
Schergeschwindigkeit 72, 75
Scherkraft 73, 74
Schnittverletzung 89, 93
Serotonin 76, 77
Skorbut 28
Spannungsfeld 87
Spannungskonzentration 19, 29–31, 87, 92
Steifigkeit 16, 87–89
stress relaxation, s. Relaxation
Superhelix 21
surface connecting system 75
Sympathikotonus 17
Synapsen 10

Thrombin 76, 77
Thombogenese, plasmatische 75
–, zelluläre 75–77, 92, 93
Thrombospondin 76, 77
Thromboxan A_2 76, 77
Thrombozytenaggregation 76, 77, 89
Thrombozytenaggregationszeit 89
Thrombozytenaktivierung 76, 77
Thrombozytenfaktor 90
Thrombozytenfunktion 75–77
Thrombozytengranula 75, 76
Thrombozyten-Kollagen-Interaktion 75–78, 83, 89, 90, 93
Thrombozytenthrombus 75, 78
Thrombus, roter 5, 74
–, weißer 5, 74
Thrombuswachstum 75
Tripelhelix 21, 23, 26
Tropokollagen 21, 76

Umbilikalgefäße 86

Vasokonstriktion 76
Viskoelastizität 12–14, 20, 68, 87, 88, 92
Vitronektin 77

Willibrand-Faktor 8, 76, 77
Winkel α 45, 58, 68–70, 89

Zerreißspannung 19

Hefte zur
Unfallheilkunde

Beihefte zur Zeitschrift „Der Unfallchirurg". Herausgeber: J. Rehn, L. Schweiberer, H. Tscherne

Heft 223: W. Buchinger (Hrsg.)
Das Thoraxtrauma
25. Jahrestagung der Österreichischen Gesellschaft für Unfallchirurgie, 5.–7. Oktober 1989, Salzburg
1992. Etwa 435 S. 201 Abb. 130 Tab.
Brosch. DM 148,- ISBN 3-540-55068-2

Heft 222: P. Habermeyer, L. Schweiberer (Hrsg.)
Standortbestimmung der konservativen Knochenbruchbehandlung des Erwachsenen
IX. Münchener Innenstadt-Symposium, 11.–13. Oktober 1990
1992. Etwa 300 S. 120 Abb. 38 Tab.
Brosch. ISBN 3-540-55097-6
In Vorbereitung

Heft 221: H. Kiefer, L. Dürselen, L. Claes
Experimentelle Untersuchungen zur Biomechanik des Kniebandapparats
1922. Etwa 130 S. 67 Abb. 2 Tab.
Brosch. DM 68,- ISBN 3-540-54952-8

Heft 220:
54. Jahrestagung der Deutschen Gesellschaft für Unfallheilkunde e.V.
28. November–1. Dezember 1990, Berlin
Präsident: A. Pannike
Zusammengestellt von K.-E. Rehm
1992. LIV, 750 S. 44 Abb. Brosch. DM 148,-
ISBN 3-540-54294-9

Heft 219: A. Schmid
Traumatischer Knorpelschaden – Knorpelglättung?
1992. VIII, 155 S. 51 Abb. 27 Tab. Brosch. DM 78,-
ISBN 3-540-54427-5

Heft 218: C. Braun, A. Olinger (Hrsg.)
Mikrochirurgische Rekonstruktion nach Trauma
1992. VIII, 172 S. 96 Abb. 47 Tab. Brosch. DM 128,-
ISBN 3-540-54657-X

Heft 217: K. Weise, S. Weller (Hrsg.)
Kapsel-Band-Verletzungen des Kniegelenks
Postoperative Begleit- und Nachbehandlung
Symposium der Arbeitsgemeinschaft für Sportverletzungen der Deutschen Gesellschaft für Chirurgie (CASV)
1991. XV, 144 S. 67 Abb. 24 Tab. Brosch. DM 86,-
ISBN 3-540-54081-4

Heft 216: A. H. Huggler, E. H. Kuner (Hrsg.)
Aktueller Stand beim Knochenersatz
Unter Mitarbeit von H. Bereiter und W. Schlickewei
1991. X, 159 S. 95 Abb. 9 Tab. Brosch. DM 98,-
ISBN 3-540-54104-7

Heft 215: D. C. Nast-Kolb, M. Jochum, C. Waydhas, L. Schweiberer
Die klinische Wertigkeit biochemischer Faktoren beim Polytrauma
1991. XIII, 162 S.
59 Abb. 58 Tab.
Brosch. DM 78,-
ISBN 3-540-53826-7

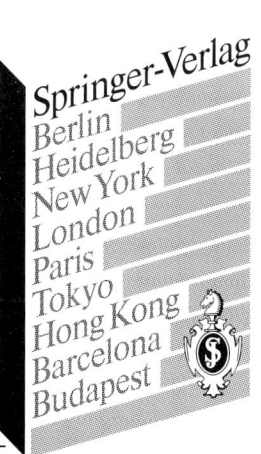

Springer-Verlag
Berlin
Heidelberg
New York
London
Paris
Tokyo
Hong Kong
Barcelona
Budapest

Hefte zur Unfallheilkunde

Beihefte zur Zeitschrift „Der Unfallchirurg". Herausgeber: J. Rehn, L. Schweiberer, H. Tscherne

Heft 214: **G. Schwetlick**
Hüftkopfnekrose und gefäßgestielter Beckenspan
Studie zu Angiographie und Vaskularisation
1991. XII, 110 S. 56 Abb. 8 Tab. Brosch. DM 78,-
ISBN 3-540-53806-2

Heft 213: **J. M. Rueger**
Knochenersatzmittel
1992. Etwa 300 S. 190 Abb. Brosch. DM 198,-
ISBN 3-540-53939-5
In Vorbereitung

Heft 212: Vergriffen.

Heft 211: **W. Hager (Hrsg.)**
Weichteilschäden bei Extremitätenfrakturen
24. Jahrestagung der Österreichischen Gesellschaft für Unfallchirurgie. 6.–8. Oktober 1988, Gmunden
Kongreßbericht im Auftrage des Vorstandes zusammengestellt von W. Hager
1990. XVIII, 275 S. 52 Abb. 120 Tab.
Brosch. DM 148,- ISBN 3-540-52742-7

Heft 210: **J. R. Izbicki**
Die Sepsis bei Splenektomie
Tierexperimentelle Befunde zum Milzerhalt und zur Immunaktivierung
1991. XI, 102 S. 52 Abb. 15 Tab.
Brosch. DM 78,- ISBN 3-540-53180-7

Heft 209: **H. Schmelzeisen**
Der Bohrvorgang in der Kortikalis
Mechanik · Thermometrie · Morphologie
1990. XII, 102 S. 49 Abb. 11 Tab. Brosch. DM 98,-
ISBN 3-540-52514-9

Heft 208: **M. Forgon, G. Zadravecz**
Die Kalkaneusfraktur
1990. VIII, 104 S. 95 Abb. 11 Tab. Brosch. DM 96,-
ISBN 3-540-51793-6

Heft 207: Vergriffen

Heft 206: **H. Resch, G. Sperner, E. Beck (Hrsg.)**
Verletzungen und Erkrankungen des Schultergelenkes
Innsbrucker Schultersymposium -
Verletzungen der Schulter.
9./10. September 1988, Innsbruck
1989. X, 212 S. 119 Abb. 51 Tab.
Brosch. DM 98,- ISBN 3-540-51534-8

Heft 205: **E. Orthner**
Die Peronaeussehnenluxation
1991. X, 198 S.
117 Abb. 13 Tab.
Brosch. DM 128,-
ISBN 3-540-51648-4

Preisänderungen vorbehalten

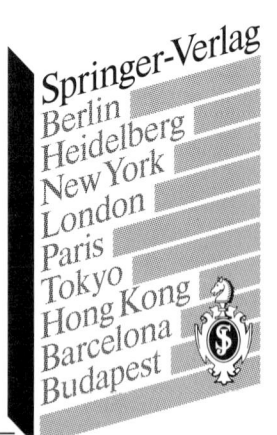

Springer-Verlag
Berlin
Heidelberg
New York
London
Paris
Tokyo
Hong Kong
Barcelona
Budapest